Tenzin Choedrak

Ganzheitlich leben und heilen

HERDER / SPEKTRUM
Band 4263

Das Buch

Alternative Heilmethoden haben heute Hochkonjunktur. Vor allem fernöstliche Heilmethoden finden regen Zulauf von Menschen, die unter gesundheitlichen und psychosomatischen Störungen leiden. Der tibetischen Medizin kommt dabei eine Schlüsselstellung zu, da sie von westlichen Einflüssen noch völlig unberührt geblieben ist. Zwei Grundsätze zeichnen sie aus: die ganzheitliche Betrachtungsweise des Menschen und das Prinzip des sanften Heilens. Die 1992 im Tibetischen Zentrum zu Hamburg gehaltenen Originalvorträge Dr. Tenzin Choedraks, des Leibarztes S. H. des XIV. Dalai Lama, werden hier erstmals einem größeren Publikum zugänglich gemacht: Berichte und Erkennisse eines profunden Kenners und erfahrenen Meisters der tibetischen Medizin über Vorbeugung und Therapie von Krankheiten aus erster Hand. Folgende Fragestellungen und Themenkomplexe stehen im Mittelpunkt: Was soll man essen, was soll man meiden, um gesund zu bleiben und die Körpersäfte im Gleichgewicht zu halten? Welche Diät gilt es als Therapie bei Krankheiten einzuhalten? Wie betreibt man richtige Körper- und Umwelthygiene? Wann ist die Behandlung mit Heilkräutern, Juwelenpillen, Moxibustionen oder mit der goldenen Nadel angesagt? Wie helfen Massagen, Bäder, Räucherungen sowie religiöse Heilmethoden (Visualisation, Mantras, Gebete)? Eine praxisnahe Einführung in Tibets sanfte Medizin – mit zahlreichen Anwendungs- und Selbsthilfeprogrammen für ein gesundheitsbewußtes Leben.

Der Autor

Dr. Tenzin Choedrak ist der langjährige persönliche Leibarzt des XIV. Dalai Lama Tenzin Gyatso, des geistlichen und weltlichen Oberhauptes der Tibeter.

Der Herausgeber

Dr. med. Egbert Asshauer ist Facharzt für innere Medizin in Hamburg und ausgewiesener Fachmann für tibetische Heilkunst.

Tenzin Choedrak

Ganzheitlich leben und heilen

Der Leibarzt des Dalai Lama
über Vorbeugung und Therapie
von Krankheiten

Mit einer Einführung
herausgegeben von Dr. med. Egbert Asshauer

Herder
Freiburg · Basel · Wien

Originalausgabe

Herstellung: Freiburger Graphische Betriebe 1994
Umschlaggestaltung: Joseph Pölzelbauer
Umschlagmotiv: Andy Weber, Medizinbuddha, © Andy Weber
und Tharpa Publications 1985
Tabellen im Innenteil:
Mit freundlicher Genehmigung des Herausgebers, © E. Asshauer
Autorenfoto: Tenzin Choedrak, © Moni Kellermann
ISBN 3-451-04263-0

Inhalt

Vorwort

Dankenswerterweise hat sich der Verlag Herder bereit gefunden, die Vorträge über tibetische Medizin, die Dr. Choedrak, der Leibarzt S. H. des Dalai Lama im November 1992 in Hamburg gehalten hat, als Buch herauszugeben.

Es ist insofern eine einmalige Gelegenheit, als Dr. Choedrak einer der wenigen noch lebenden Ärzte innerhalb und außerhalb Tibets ist, die nicht nur ihre Ausbildung noch im alten Tibet vor der Okkupation durch die Chinesen 1959 erhalten, sondern auch ihre praktische ärztliche Erfahrung dort gesammelt haben und somit unbeeinflußt von westlicher Medizin ganz von der traditionellen Medizin Tibets geprägt sind. Gleiches kann man heute weder von den jüngeren tibetischen Ärzten im Exil, noch von denen in Tibet sagen.

Die hier vorgestellten Vorträge wurden in der Universität Hamburg, im Universitätskrankenhaus Eppendorf und während eines zweitägigen Seminars im Hamburger Tibetischen Zentrum gehalten. Dr. Choedrak hat sie so oder ähnlich in Frankfurt, Bonn, München und Zürich wiederholt.

In ihrem Mittelpunkt steht die Lehre von den Drei Säften, dem Herzstück der traditionellen tibetischen Medizin. Insofern gibt es zwangsläufig Wiederholungen in den einzelnen Vorträgen, die der Herausgeber aber so belassen hat: Dem Leser wird sich dadurch die schwierige Materie besser einprägen, zumal der Zusammenhang, in dem die Säftelehre erörtert wird, stets ein anderer ist. Dr. Choedrak ist immer auch auf die aktuelle Situation in Tibet aus seiner eigenen, leidvollen Erfahrung heraus eingegangen: Hier gilt das Gleiche.

Den Vorträgen hat der Herausgeber einen kurzen, systematischen Überblick über die tibetische Medizin – wie auch in dem erwähnten Seminar in Hamburg – vorangestellt, um dem Leser das Verständnis der Ausführungen von Dr. Choedrak, die punktuell die verschiedensten Bereiche der tibetischen Medizin behandeln, zu erleichtern.

Mein Dank gilt neben dem Verlag Herder, der die Herausgabe der Vorträge ermöglicht hat, dem Tibetischen Zentrum in Hamburg; hier auch insbesondere seinem Lehrer Geshe Thubten Ngawang und Carola Roloff, die Dr. Choedrak eingeladen und seine Reise organisiert haben, und Gisa Stülpe für die Erledigung der umfangreichen Schreibarbeiten für das Manuskript. Ganz besonders danke ich dem Übersetzer, dem Mönch Christof Spitz für seine hervorragende Arbeit auf einem ihm sonst eher fremden Gebiet.

Dr. Egbert Asshauer

Einführung
von Dr. med. Egbert Asshauer
Theorie und Praxis der tibetischen Medizin

Ursprung der tibetischen Medizin

Die Medizin hat bei den Tibetern einen völlig anderen Stellenwert als bei uns im Westen: Die tibetische Medizin ist ein Juwel der tibetischen Kultur. Sie zu erhalten und ihre Kenntnis zu verbreiten, liegt nicht zuletzt dem Dalai Lama selber am Herzen.

Warum ist das so? Einmal deswegen, weil eine Wiedergeburt als Mensch so schwer zu erlangen und so kostbar ist, daß die Gesunderhaltung des Körpers die Pflicht eines jeden Buddhisten ist. Darüber hinaus sind aber ein gesunder Körper und ein langes Leben die beste Voraussetzung dafür, den Weg des Dharma zu gehen und verdienstvolle Taten anzuhäufen.

Die Tibeter führen ihre Medizinlehre auf den historischen Buddha Shakyamuni zurück. Jigme Tsarong vom Tibetan Medical Institute in Dharamsala meint sogar, daß die Medizin bei der Ausbreitung des Buddhismus in ganz Asien als Schrittmacher gedient habe. Erst kamen die Ärzte, dann die Lamas. Nach der Legende hat Buddha selbst im königlichen Palast der mythischen Stadt Tanadukh, auf einem Juwelenthron sitzend und umgeben von buddhistischen und nicht-buddhistischen Weisen, den Menschen die Heilkunde in Versform verkündet. Zusammengefaßt in den sogenannten vier grundlegenden Tantras ist sie bis heute die Basis des Medizinstudiums.

Die vier Tantras gehen auf eine indische Sanskritvorlage zurück, die erst in der ersten Hälfte des siebten Jahrhunderts n. Ch. ins Tibetische übersetzt worden sein kann. Vor diesem Zeitpunkt gab es noch keine tibetische Schrift. Damals wurde auch der Buddhismus von den Tibetern aus Indien übernommen.

Zu der aus der indischen Medizin stammenden Drei-Säfte-Lehre kamen dann Einflüsse aus der einheimischen, schamanistisch geprägten Bön-Heilkunde mit ihrem Dämonen- und Geisterglauben. Dazu solche aus der chinesischen und, möglicherweise über Persien, auch aus der islamischen Medizin, die als Erbin der antiken griechischen Heilkunde gilt. Im zwölften Jahrhundert war die tibetische Medizin schließlich zu einer umfassenden medizinisch-philosophischen Ordnungslehre mit festen Entsprechungen zwischen Mensch und Kosmos ausgebaut worden.

Tibetische Medizin und die Lehre des Buddha

Von Anfang an war die tibetische Medizin untrennbar mit dem Buddhismus gekoppelt. Die vier edlen Wahrheiten vom Leiden, der Ursache und der Aufhebung des Leidens und vom Pfad, der zur Aufhebung führt, sind die zentrale Lehre des Buddhismus. Sie führt zu der Erkenntnis, daß Leid Teil unseres Wesens ist und durch unsere eigene innere Haltung mitbedingt wird. Die Illusion einer unveränderten Ichheit verstellt den Blick auf die Wirklichkeit, was zum Haften an der Sinneswelt führt und damit zu immer neuen Wiedergeburten.

Die Wurzel dieser als Unwissenheit bezeichneten Geistesverfassung sind die sogenannten drei Gifte: Nämlich die Begierde nach der Erfüllung des Lebensdurstes, der Widerwille oder Haß gegen alle Hindernisse, die dieser Erfüllung entgegen stehen und die Verblendung, die sich als Ich-Wahn manifestiert.

Die tibetische Medizin ordnet sie den drei Säften Wind, Galle und Schleim zu, welche die physiologische Grundlage des Körpers bilden und deren Verteilung im Körper letztendlich über Gesundheit oder Krankheit entscheidet.

Die drei Gifte sind die wichtigsten Krankheitsursachen. Deshalb schlummert Krankheit nach tibetischer Auffassung in jedem Menschen: Sie kommt von innen, nicht von außen! Ein Leben in der Nachfolge des Buddha ist deshalb der beste Weg, um in eigener Verantwortung Krankheit zu verhindern oder zu bewältigen.

Die Lehre von den drei Giften, die den Menschen in immer neue Wiedergeburten treiben, enthält schon einen grundlegenden Begriff, der auch in der Medizin eine Rolle spielt, nämlich den des Karma. So gibt es z. B. 101 karmisch bedingte Krankheiten, die unheilbar sind. Das Karma, die Ansammlung von Verdiensten oder von schlechten Taten in vergangenen Leben, begründet auch die Menschwerdung. Sie setzt schon ein gewisses Maß an gutem Karma voraus, da eine Wiedergeburt als Mensch als schwierig zu erlangen gilt.

Eine andere grundlegende Lehre ist die von den fünf Elementen: Erde, Wasser, Feuer, Wind und Äther. Sie sind sowohl die Bausteine des Kosmos als auch des menschlichen Körpers. Die Elemente haben bestimmte Eigenschaften, die sich ebenso in den drei Säften wiederfinden, wie in der Nahrung, die den Körper erhält und in den Pflanzen, die als Heilmittel dienen.

Ohne Karma und ohne Elemente gäbe es keine Wiedergeburt. In der Bardophase, der Zwischenexistenz zwischen Tod und Wiedergeburt, existiert ein geisthaftes Wesen. Es besteht aus allerfeinster Substanz, dem immerwährenden oder lebenserhaltenden Wind, der subtilsten Form einer der drei Säfte, die unseren grobstofflichen Körper ausmachen. Er ist im Bardokörper untrennbar mit einem allerfeinsten, weiterexistierenden Bewußtseinsanteil des Verstorbenen gekoppelt. Unter dem Einfluß seines Karma sucht das Bardowesen nach einer neuen Geburt. Es tritt schließlich während der sexuellen Vereinigung seiner zukünftigen Eltern in den Schoß der Mutter ein und verbindet sich dort mit Ei und Sperma. Daraus entsteht dann der Embryo.

Er erhält sein Bewußtsein und die Fähigkeit, die Außenwelt mit seinen Sinnen zu erkennen, vom lebenserhaltenden Wind des Bardowesens. Die Elemente von Ei und Sperma bilden den neuen Körper.

Die drei Säfte – Wind, Galle und Schleim

Entscheidend für das Verständnis der tibetischen Medizinlehre ist die Lehre von den drei Säften. Sie ist das Herzstück der tibetischen Medizin. Die Säfte sind nicht als etwas Fließendes zu verstehen, etwa dem Blut vergleichbar. Es sind eher subtile psychophysische Prozesse, die aber entsprechend ihrem Aufbau aus den Elementen durchaus auch eine materielle Basis haben. Dabei muß man allerdings berücksichtigen, daß die Tibeter wie die Inder eine Abstufung der Materie bis in feinste, unsichtbare Bereiche hinein annehmen.

Wind

Der wichtigste der drei Säfte ist der Wind, dem das Element Wind oder Luft zugrunde liegt. Wind ist der Träger des Bewußtseins, der zwischen Geist und Körper vermittelt. Er verbindet das Bewußtsein untrennbar mit dem Körper, ohne den es nicht existieren kann. Wind ist das Medium, durch das die Gedanken Botschaften zum Körper geben.

Die physiologische Wirkung von Wind kann der gleichgesetzt werden, die wir in der westlichen Medizin in der engen Vermaschung des Nervensystems, des endokrinen und des Immunsystems mit der Psyche erkennen.

Der Oberbegriff Wind – und das gilt entsprechend auch für Galle und Schleim – wird fünffach unterteilt. Ich kann darauf aber nicht weiter eingehen.

Wind breitet sich mit den übrigen Säften im Körper aus und gibt diesen ihre Energie. Störungen von Wind werden sich deshalb immer stärker auswirken als eine Störung von Galle oder Schleim allein.

Galle

Galle wird von dem Element Feuer gebildet und ist die Grundlage des organischen Feuers, das Sonnenenergie in Körperenergie verwandelt. Die Funktion von Galle wird vor allem mit Verdauungs- und Stoffwechselprozessen unserer Anschauung verbunden, hat aber auch Einfluß auf geistige Funktionen wie Mut und Intelligenz.

Schleim

Schleim, gebildet aus den Elementen Erde und Wasser, ist der Träger der wässrig-stofflichen Elemente des Körpers, der Erdenergie in Materie verwandelt. Physiologisch gesprochen ist Schleim vor allem für die Regulation der Körperflüssigkeiten verantwortlich.

Alle Säfte wirken zusammen, um aus der Nahrung deren sogenannte klare Essenz zu ziehen. Das ist die Quintessenz der Nahrung, aus der die Energie hervorgeht, die zur Bildung und Erhaltung des Körpers und seiner Organe notwendig ist. Die Verdauung ist damit der Schlüssel zur Erhaltung der Gesundheit und ihrerseits abhängig vom Gleichgewicht der Säfte. Das erklärt, warum die richtige Ernährung – zumindest theoretisch – in der ayur-vedischen und in der tibetischen Medizin eine so große Bedeutung hat.

Die eingenommene Nahrung wird im oberen Drittel des Magens gemischt unter der Einwirkung einer der fünf Untergruppen von Schleim, dem sogenannten trennenden Schleim. Im mittleren Drittel des Magens findet die eigentliche Verdauung unter dem Einfluß von Galle statt und im unteren Drittel werden die reinen von den unreinen Anteilen der verdauten Nahrung unter dem Einfluß von Wind getrennt. Die unreinen Anteile werden als Stuhl und Urin ausgeschieden, die reinen bilden die reine Nahrungsessenz.

In weiteren Schritten, die drei Tage in Anspruch nehmen sollen, werden aus der reinen Nahrungsessenz die weiteren Grundstoffe des Körpers gebildet. Zusammen mit der reinen Nahrungsessenz sind es insgesamt sieben.

Bei jedem Schritt werden reine und unreine Anteile getrennt. So entstehen aus der Nahrungsessenz Blut, Fleisch, Fett, Knochen, Knochenmark und zuletzt die Zeugungsflüssigkeit als reine Anteile. Die Zeugungsflüssigkeit ist nicht der Samen, sondern das reinste Endprodukt dieses komplizierten Verdauungsprozesses, das sich im Herzen ansammelt und in der Lehre vom feinststofflichen Körper eine Rolle spielt.

Die unreinen Anteile werden zu Galle, Augensekret und Ohrwachs und anderen Abscheidungen der fünf Körperöffnungen, Schweiß und ölig-fettigen Anteilen des Körpers, die man abwaschen kann, Haaren, Nägeln und Zähnen, öligen Anteilen von Fleisch und Haut, die man nicht abwaschen kann und zu Samen und Menstruationsblut.

Insgesamt besteht der menschliche Körper aus diesen sieben Körpergrundstoffen, aus den fünf Sinnesorganen und aus den fünf soliden und den sechs Hohlorganen. Letztere Begriffe sind aus der chinesischen Medizin übernommen worden: Die soliden Organe sind Herz, Leber, Niere, Lunge und Milz. Die Hohlorgane sind Magen, Dickdarm, Dünndarm, Blase und Galle. Dazu kommt als sechstes Hohlorgan in der tibetischen Medizin das Gefäß, das die Zeugungsflüssigkeit aufnimmt. Es hat nichts zu tun mit der Samenblase und hat keine Parallele in der westlichen Terminologie oder Anatomie.

Das Hirn ist der Sitz von Schleim, von Unwissenheit und geistiger Dumpfheit. Es ist sozusagen ein sechstes Sinnesorgan, denn Denken wird als Sinnestätigkeit aufgefaßt. Der Sitz des Bewußtseins ist das Herz.

Die drei sogenannten exkretorischen Funktionen oder Ausscheidungen – Defäkation, Urinieren und Schwitzen – ergänzen dieses fünfgliedrige Schema des Körpers.

Krankheitsursachen

Krankheit entsteht durch ein Ungleichgewicht der Säfte. Alle Störungen der Säfte werden in zwei Kategorien zusammengefaßt, nämlich in kalte und in heiße Krankheiten.

Wind sitzt normalerweise im Unterkörper. Er breitet

sich bei einer Störung – entsprechend seinem luftigen Charakter – durch den ganzen Körper aus und manifestiert sich als Kältekrankheit. Galle hat ihren Sitz in der Körpermitte und steigt im Falle einer Störung, wenn sich also Galle im Übermaß ansammelt, wie das Feuer nach oben und manifestiert sich als Hitzekrankheit. Schleim, der im Oberkörper sitzt, sinkt nach unten und manifestiert sich als Kältekrankheit.

Die Harmonie der Säfte wird durch falsches Denken oder buddhistisch ausgedrückt durch die drei Gifte oder – in unserer Terminologie – durch emotionales, religiöses und soziales Fehlverhalten gestört. Ein Ungleichgewicht der Säfte ist damit in weitestem Sinne Folge einer ungesunden Denkungsart.

Falsche Ernährung und klimatische Einflüsse gehören zu den wichtigsten konkreten Krankheitsursachen, aber auch die Planeten, böse Geister und Dämonen und schlechtes Karma können das Gleichgewicht der Säfte stören.

Wie entsteht nun eine Störung der Säfte? Man kann sich das so vorstellen, daß ein Saft sich an seinem normalen Sitz ansammelt und sozusagen aufwallt. Dies geschieht normalerweise immer zu bestimmten Tages- und Jahreszeiten, unter bestimmten Klimaeinflüssen und in bestimmten Lebensphasen. Treten andere Krankheitsfaktoren hinzu, dann brodelt der entsprechende Saft über wie aufkochende Milch und breitet sich schließlich in Körperregionen aus, in denen er normalerweise keine Funktion ausübt und führt so zur manifesten Krankheit.

Es können auch zwei oder alle drei Säfte gleichzeitig gestört sein: Die Änderung eines einzelnen Saftes kann der Arzt durch Befragung oder an körperlichen Symptomen erkennen, diejenigen mehrerer Säfte nur durch Puls- und Urindiagnostik.

Ich will das am Beispiel der Windkrankheiten erklären: Windkrankheiten sind psychosomatische Krankheiten. Sie lokalisieren sich hauptsächlich an den Hüften und Gelenken, betreffen den Gehör- und Tastsinn, erfassen Gefäße und Nerven, den Magen und Dickdarm. Entsprechend unserer Terminologie sind das rheumatische Erkrankungen, Hörsturz und Ohrenrauschen, chronische Kopfschmerzen, chronische Schmerzen, die von der Wirbelsäule und den Gelenken ausgehen, Bluthochdruck und chronische Magen- und Darmstörungen u. a.

Begünstigend ist dabei ein höheres Lebensalter, in dem Wind ohnehin vorherrscht. Spätsommer und die Regenzeit – in Indien – sind Jahreszeiten, in denen wir besonders anfällig gegen Windstörungen sind. Auch das Leben in einem windreichen Hochland wie Tibet oder im Himalaja wird das Ausbrechen einer Windkrankheit fördern.

Zu den Ursachen von Windkrankheiten gehören außerdem Diätfehler, Klimaeinflüsse wie Wind und Kälte, Streßzustände wie Fasten, Mangelernährung, Blutungen, exzessiver Geschlechtsverkehr und Schlafentzug. Dazu gehören auch exzessive psychische Belastungen und nicht zuletzt eine falsche Meditationspraxis.

Dadurch werden diffuse Beschwerden verursacht wie Gliederschmerzen, Appetitlosigkeit, Blähbauch, Schwindel und Ohrengeräusche, innere Unruhe, Seufzen, Gähnen, Zittrigkeit, kalte Hände und Füße. Die Kranken sind müde, können ihre Gedanken nicht zusammenhalten, haben unbestimmbare Ängste. Das sind also alles Beschwerden, die wir als vegetativ bezeichnen und für die wir eine seelische Ursache suchen würden. Homöopathen ausgenommen, haben wir Ärzte dafür keine Heilmittel, es sei denn Psychopharmaka.

Der tibetische Arzt sieht darin eine Störung der Säfte, die

er entsprechend regulieren kann. Fragen nach der seelischen Befindlichkeit erübrigen sich damit!

Die Windkrankheiten überwiegen im Krankheitsspektrum der Tibeter. Das wird verständlich, wenn man bedenkt, daß Wind den beiden übrigen Säften ihre Energie gibt und sich so viel stärker auswirkt als eine Störung von Galle oder Schleim allein. Über 60% aller Heilmittel der Tibeter sind dementsprechend solche gegen Windkrankheiten.

Diagnostik in der tibetischen Medizin

Zweifellos ist diese Medizinlehre auf der Basis der drei Säfte schwierig zu verstehen. Sie ist jedoch umfassend, in sich logisch und prinzipiell auch für den westlichen Arzt erlernbar. Die Schwierigkeiten für den Westler, der tibetische Medizin praktizieren will, beginnen erst mit der Diagnostik des tibetischen Arztes:

Pulsdiagnose

Ihr Rückgrat ist die aus China übernommene Pulsdiagnose. Sie ist sehr schwer erlernbar, erfordert lange Übung, sehr große Erfahrung und Sensibilität. Der tibetische Arzt kann damit die soliden und die Hohlorgane beurteilen, die Hitze- und Kältepulse, den Körperabschnitt oberhalb des Herzens einschließlich der Muskeln und des Blutes und den Unterkörper einschließlich der Knochen. Außerdem sind die Pulse natürlich den Säften zugeordnet und schließlich gibt es eine Zuordnung der Elemente zu den verschiedenen Organen, wie sie ähnlich auch die chinesische Medizin kennt. Auf Einzelheiten kann ich hier nicht eingehen.

Damit ist es aber noch nicht genug. Es gibt noch spezielle

Pulse für fieberhafte Erkrankungen, für Epilepsie, Tumore, Vergiftungen und andere Krankheiten. Akute und chronische Erkrankungen können unterschieden werden. Und schließlich lassen sich mit Hilfe sieben sogenannter Wunderpulse Vorhersagen über Geschick und Gesundheit nicht anwesender Personen, über den Verlauf einer Schwangerschaft und über das Geschlecht eines ungeborenen Kindes machen. Die verbleibende Lebensspanne und der Tod von Angehörigen kann nur an ganz gesunden Personen diagnostiziert werden. Natürlich kann auch der Einfluß böser Geister an den Pulsen erkannt werden.

Die Aussagen tibetischer Ärzte, ob sie die Wunderpulse, die auf der Elementenkorrespondenz und damit auf der Astrologie basieren, in praxi noch heute anwenden, sind durchaus widersprüchlich. Sie gehören ganz sicher nicht zur Routinediagnostik des tibetischen Arztes.

Um die Schwierigkeiten voll zu machen, müssen noch Tages- und Jahreszeit sowie das Alter des Patienten, die jeweils einen Einfluß auf das Gleichgewicht der Säfte haben, berücksichtigt werden. Es gibt sicher nur noch wenige Ärzte, welche die Pulsdiagnostik in dieser Vollkommenheit beherrschen. Die meisten der vielen Heiler im Himalaja kommen über eine Differenzierung in heiße und kalte Krankheiten nicht hinaus. Viel mehr dürfte auch für einen westlichen Arzt nicht zu erreichen sein.

Trotzdem ist mit der Pulstastung eine akkurate, auch in unsere Nomenklatur übertragbare, nachpüfbare, effiziente und billige Diagnostik möglich, so unglaublich dies auch klingen mag. Es kann damit ein weites Spektrum von Krankheiten erfaßt werden, das etwa dem entspricht, welches die niedergelassenen Ärzte bei uns abdecken.

Urindiagnose
Kommt man mit der Pulsdiagnose nicht zurecht, wird die Diagnostik durch die Urindiagnose erweitert. Dabei werden die Farbe, der Geruch, die Dampfbildung, die Blasenbildung und die Sedimentbildung beurteilt. Warmer und kalter Urin sollen im Morgengrauen untersucht werden, Patient und Arzt sollen ausgeruht sein und was der Vorbedingungen mehr sind. In der Praxis werden diese Vorschriften nicht eingehalten, und die Urindiagnose wird im Ganzen relativ selten vorgenommen.

Zungendiagnose
Die Tibeter kennen die Zungendiagnose, die verschiedenen Areale der Zunge werden den verschiedenen Körperabschnitten und den Säften zugeordnet. Sie ist ungenau und unergiebig und wird eher kursorisch und nur gelegentlich vorgenommen, so wie auch wir uns die Zunge unserer Patienten zeigen lassen.

Ohrendiagnose u. a.
Bei kleineren Kindern sind die Pulse schwer zu tasten. Man nimmt deshalb die sogenannte Ohrvenendiagnostik zuhilfe, wo aus dem Verlauf und der Farbe der Ohrvenen diagnostische Schlüsse gezogen werden.

Bei Säuglingen gibt es die Methode, die Muttermilch zu untersuchen. Sie wird nach rechter und linker Brust getrennt in mit Wasser gefüllten Gefäßen aufgefangen. Je nachdem, wie sich die Milch in dem Wasser verteilt, kann geschlossen werden, ob das Kind ein leichtes oder ein ernstes Problem hat, eine Störung der drei Säfte oder ob es unter dem Einfluß eines bösen Geistes steht. Ich habe diese Art der Diagnostik nie selbst gesehen, mir wurde aber gesagt, daß diese uns sehr vage erscheinende Methode tatsächlich noch ausgeübt wird und auch zu verwendbaren Resultaten führt.

Die Erhebung einer Anamnese, die bei uns der erste Schritt in der Diagnostik ist und zusammen mit der körperlichen Untersuchung in 70–80% der Kranken schon zu einer korrekten Diagnose führt, wird von den tibetischen Ärzten nur sehr oberflächlich vorgenommen. Auch eine körperliche Untersuchung, wie wir sie kennen, findet meist nicht und niemals von Kopf bis Fuß statt.

Der Arzt sagt dem Patienten eher schon auf den Kopf zu, welche Symptome er haben müsse, und dem Patienten bleibt dann nur ein erstauntes Nicken übrig.

Die Tibeter meinen, daß der Blick für das Ganze von Seele und Körper, den die tibetische Medizinlehre impliziert, und auch die Mut und Vertrauen ausstrahlende Persönlichkeit des Arztes und seine liebevolle Einstellung zum Kranken wichtiger seien, als über Dinge zu sprechen, die der Arzt ohnehin nicht ändern kann. Dies gilt für psychosoziale Probleme im allgemeinen und für Ernährung und unheilbare Krankheiten im besonderen.

Tibetische Pharmakologie

Ein ganz besonders schwieriges Kapitel der tibetischen Medizin ist die Pharmakologie: Die tibetische Medizin ist berühmt für ihre Pflanzenheilkunde. Sie beruht auf einer Tradition von Hunderten von Jahren und wäre es gewiß aller Anstrengungen wert, erhalten zu werden. Aber es gibt nur noch wenige Pflanzenheilkundige, und darüber hinaus sind viele der wichtigsten Pflanzen aus dem Hochhimalaja bereits ausgestorben oder vom Aussterben bedroht.

Wir haben weiter oben gesehen, daß sich der menschliche Körper und seine Säfte aus den Elementen aufbauen. Dementsprechend ist die Lehre von den Elementen auch, neben der Säftelehre, die Grundlage der Pharmakologie.

Die Eigenschaften der Elemente

Die Elemente haben bestimmte Eigenschaften wie heiß oder kalt, leicht oder schwer, rauh oder glatt, fettlos oder ölig und trocken oder feucht. Diese Eigenschaften finden sich natürlich auch in den einzelnen Säften wieder. Auch alle Nahrungsmittel und Pflanzen, die zu Heilmitteln verarbeitet werden, spiegeln jeweils die Eigenschaften des Elementes wider, das in ihrem Aufbau überwiegt. Diese Grundregel bestimmt sowohl die Diätetik als auch die Arzneimittellehre. Kennt man die elementare Zusammensetzung, dann kennt man auch die Eigenschaften einer Heilpflanze und kann damit ihre Wirkung vorhersagen. Natürlich kommt dann sofort die Frage, woher man denn weiß, aus welchen Elementen sich eine bestimmte Heilpflanze oder ein bestimmtes Nahrungsmittel zusammensetzt. Die Antwort ist verblüffend einfach: Man erkennt es am Geschmack.

Die Tibeter unterscheiden sechs Geschmacksrichtungen: sauer, salzig, scharf, süß, bitter und herb, die sich jeweils aus verschiedenen Elementen zusammensetzen. Zum Beispiel hat die Geschmacksrichtung süß die Elemente Wasser und Erde als Basis und entspricht damit genau dem Saft Schleim, der sich ebenfalls aus Wasser und Erde konstituiert. Dazu kommen acht Potenzen und 17 Qualitäten einer Heildroge, die in jeder Heildroge je nach ihrem elementaren Aufbau verschieden große Anteile haben und am

Geschmack erkannt werden. Die einzelnen Anteile werden von eins bis zehn arbiträr gewichtet.

Nehmen wir zum Beispiel einen Patienten mit einer Störung des Saftes Wind, dann wissen wir, daß bei diesem Patienten die Eigenschaften des Saftes Wind, die mit denen des Elementes Wind identisch sind, im Exzess vorhanden sind: Es müssen die Eigenschaften leicht, kalt, rauh und fettlos im Übermaß vorhanden sein. Nimmt man zur Therapie eine Droge mit scharfem Geschmack, welche die gleichen Eigenschaften hat, dann würde man die Störung verschlimmern. Es wäre so, als wenn man Öl ins Feuer gießt.

Idealer ist da eine Droge mit süßem Geschmack mit überwiegend entgegengesetzten Eigenschaften: Ein Ungleichgewicht der Säfte mit einem Übermaß bestimmter elementarer Potenzen wird durch ein Heilmittel mit unähnlichen Eigenschaften neutralisiert, durch ein Heilmittel mit ähnlichen Eigenschaften aber verschlimmert.

Mit Drogen von süßem Geschmack kann man so Wind- und Gallekrankheiten, mit Drogen von saurem und salzigem Geschmack Wind- und Schleimkrankheiten behandeln. Das entspricht der Theorie, daß Wind den übrigen Säften ihre Energie gibt.

Welche Faktoren die Eigenschaften der Heilmittel beeinflussen

Dieses Verfahren ist in sich absolut logisch, wird aber durch verschiedene Faktoren kompliziert. Vom Geschmack einer Droge vor ihrer Einnahme wird ein Geschmack nach der Magenpassage unterschieden, der die Geschmacksrichtungen auf drei, nämlich süß, sauer oder bitter einengt. Heiße oder kalte Potenzen einer Droge können durch ihren Standort oder durch ihre Aufbereitung so verändert werden, daß eine gegenteilige als die erwünschte Wirkung eintritt. Außerdem müssen gegebenenfalls Nebenwirkungen einer Droge durch Zusatz anderer ausgeglichen werden. Dazu muß der Gesamteffekt eines aus vielen Pflanzen gemischten Heilmittels berücksichtigt werden, der ein ganz anderer sein kann als der seiner Einzelbestandteile.

In der Literatur gibt es für diese verschiedenen, komplizierten Schritte keine verbindlichen Richtlinien. Es fehlen fast immer exakte Maß- und Gewichtsangaben. Entscheidend sind das Wissen und Können des einzelnen Arztes oder Pharmakologen, der sein Wissen jeweils von seinem Lehrer in mündlicher Unterweisung erhalten hat.

Das «Tibetan Medical Institute» in Dharamsala

Weitere Probleme entstehen beim Sammeln der Pflanzen zur richtigen Zeit und am richtigen Ort sowie bei der Aufbereitung, Vermischung und Zubereitung der einzelnen Drogen, die aber eher den Fachmann interessieren.

Die Arzneimittelproduktion der Exiltibeter ist am Tibetan Medical Institute in Dharamsala zentralisiert. Das Institut untersteht der dort ansässigen Exilregierung des Dalai Lama. Es betreibt 35 Zweigkliniken überall dort, wo die ca. 100.000 Exiltibeter verstreut leben, d. h. besonders in den Himalajaregionen und in Südindien. Dem Institut ist ein Medizinkolleg angeschlossen, wo die Jungmediziner fünf Jahre studieren und anschließend zwei Jahre praktisch arbeiten, ehe sie diplomiert werden und in die Siedlungen gehen. Aus dem Institut sind seit Anfang der 50er Jahre bis jetzt 70 Ärzte hervorgegangen. 40 Studenten werden derzeit ausgebildet.

Angeschlossen ist auch eine Abteilung für Astrologie. Die Astrologie spielt eine Rolle bei der Vorhersage von günstigen Tagen zur Herstellung besonders kostbarer Medizinen, den sogenannten Juwelenpillen, die unter Durchführung eines speziellen Ritus bei Mondlicht angefertigt werden. Auch kühle Drogen brauchen generell Mondlicht, da die kühle Energie des Mondes diese Potenzen aktiviert. Es gibt auch Tage, an denen Heilmittel nicht hergestellt werden sollen, bzw. Patienten nicht behandelt werden dürfen. Um sie zu bestimmen, braucht nicht erst der Astrologe befragt zu werden, sondern der Arzt selber muß astrologische Kenntnisse haben. In den alten medizinischen Texten ist die Astrologie immer mitenthalten.

Ursachen und Therapien von Krankheiten

Die Krankheitsursachen sind nach der tibetischen Medizinlehre falsches Denken, falsche Diät und falsches Verhalten, ungünstiges Klima, schlechtes Karma und Einfluß der Planeten und böser Geister. Dementsprechend sind die Therapiemaßnahmen.

Falsches Denken wird geändert durch ein religiöses Leben. Falsche Diät kann korrigiert werden; allerdings macht das praktisch in einem Land der Dritten Welt bei den extrem armen Exil-Tibetern wesentlich größere Schwierigkeiten als bei uns, wenn eine Korrektur überhaupt möglich ist.

Mit richtigem Verhalten ist hier weniger ethisches Verhalten gemeint als praktisches Verhalten in bezug auf Klima und Umwelt: Also eine Art Körper- und Umwelthygiene. Man soll sich dem Wetter entsprechend anziehen.

Man soll seine Sinnesorgane nicht überlasten und z. B. bei uns nicht zuviel fernsehen. Mit Körper, Geist und Sprache soll man vorsichtig umgehen, d. h. nicht zuviel joggen oder übermäßig Sport treiben, nicht redselig sein und nicht wie ein Workoholic zuviel arbeiten. Kurz, man soll alles mit dem rechten Maß tun.

Die verschiedenen Therapiemaßnahmen

Richtige Diät und richtiges Verhalten stehen in der Theorie an erster Stelle der Heilmaßnahmen, in der Praxis treten sie aber weit in den Hintergrund, einfach weil sie oft nicht zu ändern sind.

Am häufigsten ist wie überall in der Welt die Verordnung von Pillen. Das ist der wichtigste Teil der sogenannten internen Therapie. Dazu kommen gegebenenfalls zusätzlich Moxabustion, Aderlässe und andere Techniken. Das ist die externe Therapie. Schließlich gibt es noch – und keineswegs an letzter Stelle – religiöse Heilmaßnahmen.

Windkrankeiten erfordern eine schwere, hitzeerzeugende Nahrung, die den leichten und flüchtigen Eigenschaften der Windstörung entgegenwirkt. Windstörungen werden durch exzessiven Genuß von Tee, Schweinefleisch, Gurken und Kaffee verstärkt und durch vitaminarme Nahrung wie z. B. Kartoffeln und Gemüse, bei denen das Kochwasser weggeschüttet wird, oder aufgewärmtes Essen. Eine warme, freundliche Umgebung wird empfohlen. Da es sich um eine Kälte-Krankheit handelt, werden stark wirkende Arzneien genommen, d. h. Pillen, die unter Umständen auch Beimengungen von Metallen und Juwelen enthalten. Auch heiße Bäder und Moxabustion, bei der Beifuß auf der

Haut abgebrannt wird, eine hitzende Behandlung und Ölmassagen werden empfohlen.

Entsprechend sieht die Behandlung von Hitze-Krankheiten aus. Sie erfordern eine kühle, bittere und fettarme Nahrung. Eine kalorienreiche, hitzende Ernährung wäre dagegen schädlich. Dementsprechend sollen Pfeffer, Hammelfleisch, zuviel Fleisch generell und Butter gemieden werden. Der Patient kommt in eine kühle Umgebung. Es werden Medikamente mit Kältecharakter und Abführmittel oder Aderlässe verordnet.

Bei Schleimkrankheiten wird man dem Patienten appetitanregendes, vitaminreiches Essen geben. Unreife Früchte, ungekochtes Getreide, rohe Gemüse und Salate, kalte gekochte Speisen sollen gemieden werden. Der Patient soll sich viel bewegen und er soll es warm haben. Brechmittel und Moxabustion runden die Therapie ab.

Die internen Therapieformen

Die interne Therapie basiert auf Heilkräutern. Neben den Pillen gehören dazu auch Abführmittel, Brechmittel, Schnupfmittel, Inhalationen, Einläufe, Massagen und Mineralbäder sowie Räucherungen zur Gesunderhaltung. Aus Kostengründen werden diese Methoden selten – wenn überhaupt – angewendet.

Pillen werden in heißem Wasser oder Eiswasser, in Zukker oder Honig genommen, wodurch kühlende oder hitzende Potenzen gestärkt werden. Heiße Medizin nimmt man morgens ein, wenn der kühle Schleim im Körper dominiert; kalte Medizin am Nachmittag oder Abend, wenn die heiße Galle überwiegt, und Medizin gegen Wind-Krankheiten sollte man nachts einnehmen.

Die tibetische Medizin kennt natürlich auch andere Darreichungsformen wie Dekokte, Pulver, Sirupe, Butter, Öle, Salben, Aschen und Zäpfchen. In der Praxis nimmt man aber heute nur noch Pillen. Es kostet einfach zuviel, die Medikamente in anderen Zubereitungsformen herzustellen und ständig vorrätig zu halten.

Jede Pille enthält etwa 5–35 Ingredienzien. Sie ist bei richtiger Lagerung etwa ein Jahr haltbar. Es gibt aber auch Medikamente, die 80 und mehr Einzelbestandteile enthalten. Das sind die sogenannten Juwelenpillen, die eine ganz besondere Wirksamkeit haben. Ihre Basis ist eine Mischung aus gereinigtem Quecksilber, Schwefel und 16 anderen Mineralien nach einer Rezeptur aus dem 13. Jahrhundert. Sie werden u. a. als Krebs- und Verjüngungsmittel gebraucht. Einige, die Gold und Quecksilber enthalten, lindern auch Krebsschmerzen: Opiate sind, nebenbei bemerkt, bei den Tibetern unbekannt. Auch Lepra, Epilepsie, Nervenleiden und Vergiftungen werden mit Juwelenpillen behandelt.

Den Pflanzendrogen kann man auch animalische Zusätze beimischen. Sie werden relativ selten genützt, wegen des buddhistischen Verbotes, Tiere zum menschlichen Nutzen zu töten. (Was aber die Tibeter nicht davon abhält, sehr gern Fleisch zu essen.)

Die externen Therapieformen

Die erwähnten externen Techniken werden häufig angewendet. Dabei handelt es sich um Aderlässe, vor allem bei Hitzekrankheiten, um die Akupressur, die in Form einer Druck-und Strichmassage durchgeführt wird und schließlich um eine Abart der Akupunktur. Dabei nimmt man eine dicke, goldene Nadel und sticht sie am Hinterkopf und bestimmten Punkten seitlich der Wirbelsäule sowie über dem Brustbein ein – vor allem bei Krankheiten, die bei uns vom Neurologen und vom Psychiater behandelt werden. So eine Behandlung, vor allem am Hinterkopf, wo tief in die kleine Fontanelle eingestochen wird, würde hier wohl kaum ein Patient mehr als einmal über sich ergehen lassen. Das Gleiche gilt für die Moxabustion, bei der Beifuß direkt auf der Haut abgebrannt wird. Das führt zu tiefen, schwer heilenden Geschwüren, die narbig abheilen. Auch hier sind es wieder mehr die psychosomatischen und psychovegetativen Erkrankungen, die dafür in Frage kommen.

Das Schröpfen oder sogenannte Cupping wird so vorgenommen, daß man einen Metallbecher mit einem Stück schlichten Papier füllt, dieses anbrennt und dann den Becher auf die Haut drückt, wodurch ein Vakuum entsteht. Man kann auch brennenden Beifuß nehmen. Dies ist eine vergleichsweise harmlose Methode, die besonders bei Rükkenschmerzen guttut.

Alle diese Methoden werden auch in naturheilkundlichen Praxen bei uns angewendet, bei ähnlichen Indikationen, nur in wesentlich sanfterer Form. Eine Chirurgie kennen die heutigen Tibeter bis auf kleine Eingriffe wie das Spalten von Abszessen und ähnliches nicht.

Die Anwendbarkeit der tibetischen Medizin heutzutage

Die tibetische Medizin, die ohne technische Hilfsmittel und mit preiswerten Medikamenten arbeitet, wäre ein ideales System für die Gesundheitsversorgung der Dritten Welt. Dem stehen leider die Schwierigkeiten bei der Erlernung der Pulsdiagnostik und vor allem die schon deutlichen Engpässe bei der Arzneimittelherstellung entgegen. Die Arzneimittelproduktion läßt sich ohne Abstriche an der Qualität wahrscheinlich nicht wesentlich vergrößern, es sei denn man ersetzt Pflanzen aus dem Hochhimalaja, die vom Aussterben bedroht sind, durch andere aus der Ebene oder aus anderen Hochgebirgsregionen der Erde: Um solche Möglichkeiten zu erforschen, fehlt es an Manpower, Geld und Zeit.

Die gleichen Argumente gelten für einen Export der tibetischen Medizin in den Westen. In Deutschland speziell läßt die Arzneimittelgesetzgebung einen Import tibetischer Kräutermedizin in keiner Weise zu.

Die religiösen Heilmethoden

Ich komme nun zu den religiösen Heilmethoden. Sie gehören keineswegs zur Routine des tibetischen Arztes und können nicht einmal – zumindest in vielen Fällen – durch ihn selbst ausgeübt werden.

Sie beruhen auf der Lehre vom feinstofflichen Körper, die unausgesprochen auch Grundlage der tibetischen Medizinphilosophie und damit für das Verständnis der tibetischen Medizinlehre ebenso wichtig ist wie für das praktische Handeln des Arztes. Diese Lehre wird in den medizinischen Texten nicht erwähnt, ist aber die Basis des Kalachakra-Tantra, in denen uralte meditative Erfahrungen verarbeitet sind. Die Existenz eines feinstofflichen Körpers kann nicht bewiesen, in der Meditation aber immer wieder erfahren werden.

Er unterliegt dem Einfluß der Planeten, durch deren Schwingung Makrokosmos und Mikrokosmos verbunden werden. Er wird u. a. aus gesammelter kosmischer Energie gebildet und pulsiert im Tages-und Monatsrhythmus. Er ist durchzogen von tausenden unsichtbarer, dem Auge verborgener Kanäle, in denen die psychische Energie strömt.

Die buddhistische Chakrenlehre

Auf der vertikalen Achse des Körpers liegen die fünf Kraftzentren oder Chakras, in denen diese Energie gesammelt, verteilt und in geistige Energie umgesetzt wird. Die buddhistische Chakrenlehre beschäftigt sich vornehmlich mit der Verwandlung der fließenden Energie in geistige Potenzen oder Bewußtseinsstufen, die sich im Erleuchtungsbewußtsein vervollkommnen und auflösen. Sie wird nicht in der profanen Medizin, sondern nur in der Meditation angewendet.

Die feine Substanz oder Energie, die den Körper durchströmt, erhält bei der Empfängnis einen Anteil von der Mutter und einen vom Vater. Die subtilsten Anteile beider ruhen zusammen wie ein Same im Herzchakra. Die Feinsubstanz verteilt sich mit dem Blut im ganzen Körper, ohne sich mit ihm zu vermischen. Sie entspricht der vitalen Essenz oder der Zeugungsflüssigkeit, dem Endprodukt des Stoffwechsels, das wir früher kennengelernt haben. Sie ist die Grundlage des Bewußtseins, untrennbar gekoppelt mit der Windenergie. Sie bewegt sich rhythmisch im Körper: Wird sie blockiert, kommt es vornehmlich zu geistigen oder seelischen Krankheiten.

Die sogenannte Chakrenheilung darf nur durch hohe Lamas ausgeübt werden. Auch Yoga, Meditation und Atemübungen gehören ganz im Gegensatz zu dem, was wir uns hier vorstellen mögen, nicht zu den Heilmethoden, die vom Arzt quasi verschrieben werden, noch werden sie im allgemeinen von Laien oder »niederen« Mönchen zur Gesunderhaltung oder als Therapie durchgeführt. In der normalen Heilkunde haben diese Techniken nichts zu suchen.

Gebete, Mantras und Visualisationen

Anders ist es mit Gebeten, Mantras und Visualisationen des Medizinbuddha. Sie werden auch vom Arzt angewendet in der Absicht, die Wirkung anderer Heilmaßnahmen zu verstärken. Auch diese Techniken zielen unausgesprochen auf den feinstofflichen Körper: Vom himmelblauen Körper des Medizinbuddha gehen vielfarbige Strahlen aus. Er wird deshalb auch der strahlende König genannt. Seine Strahlung zerstört die drei Gifte und bringt die drei Säfte zurück in ihr harmonisches Gleichgewicht. In seinen Händen hält er eine Schale, in der sich der Nektar einer mystischen Pflanze, der sogenannten »vollständig siegreichen Myrobalane« befindet. Sie kommt immer mit dem Erscheinen eines neuen Buddha in die Welt und kann die Störungen aller drei Säfte heilen.

Bei der Herstellung der Medizin, besonders der Juwelenpille, visualisiert der Arzt, daß der Nektar aus der Schale des Medizinbuddha tropft und die Medizin mit seiner Kraft anreichert. Aber auch bei der Behandlung mit Moxa und der Goldenen Nadel transformiert sich der Arzt gelegentlich in den Medizinbuddha, um die Wirkung der Therapie zu verstärken und zu erweitern.

Die Ethik des tibetischen Arztes

Schließlich noch ein Wort zur Ethik des tibetischen Arztes, der ja immer auch ein buddhistischer Arzt ist. Von ihm werden Weisheit, Ehrlichkeit, Hingabe, angenehmes Äußeres und Liebenswürdigkeit verlangt. Er soll nicht auf das Geld sehen, sondern seinen Lohn in dem Guten sehen, das er getan hat. Wenn ein Arzt sich vorstellt, daß der Patient sein Vater oder seine Mutter in einem früheren Leben gewesen sein kann, dann wird er ihm in einer Haltung der Liebe und Geduld begegnen.

Bei jeder Behandlung soll sich der Arzt vorstellen, wie schwierig es ist, eine menschliche Wiedergeburt zu erlangen. Sie bildet die beste Grundlage für das Erlangen der Befreiung und der höchsten Erleuchtung. So ist das Heil des Leibes für den Buddhisten auch eine Voraussetzung für das Heil der Seele, und der Arzt hat die Verpflichtung, mit seiner Kunst zur Vollendung seines Mitmenschen beizutragen. Wenn er sich in den Medizinbuddha transformiert, dann wirkt seine Medizin nicht nur wie jedes andere profane Heilmittel auch, sondern darüber hinaus wie der Segen des Buddha.

Durch diese Einstellung, daß das letzte Ziel des Menschen die Verwirklichung seiner Buddhanatur ist, und daß die Medizin ganz wesentlich zu dieser Verwirklichung beitragen kann, wird die tibetische Medizin zu einer durch und durch buddhistischen Medizin und unterscheidet sich von allen anderen traditionellen Medizinsystemen. Nur ein Arzt, der selbst dem Bodhisattva-Ideal folgt, kann nach Auffassung der tibetischen Ärzte mehr als nur punktuelle Erfolge erzielen: Hiermit ist dann auch die Grenze gesetzt, die einer Übernahme der tibetischen Medizin durch westliche Ärzte oder Heilpraktiker entgegensteht.

VORTRÄGE DR. TENZIN CHOEDRAK

I.

Vorbeugung und Behandlung von Krankheiten in der tibetischen Medizin

1. Die Störungen der drei Säfte und ihre Behandlung durch richtiges Verhalten und richtige Ernährung

Die Krankheiten rühren wesentlich von einer falschen Ernährungsweise und einer falschen Lebensweise oder einem falschen Verhalten her. Dabei bezieht sich Ernährungsweise auf viele Arten von Eßgewohnheiten, und die Verhaltensweisen beziehen sich auf das sprachliche, das körperliche und das geistige Verhalten, das Verhalten in Körper, Rede, Geist und Denken. Es gibt viele Krankheitsursachen, aber im wesentlichen sind es unausgewogene Art von Ernährung und Lebensweise, falsche Lebensweise, falsches Verhalten, die zu Krankheiten führen. Das kann zum Beispiel dazu führen, daß bestimmte Energien oder Winde, wie es heißt, im Körper nicht ordnungsgemäß, nicht angemessen zirkulieren, daß es im Wind- bzw. Energiesystem Störungen gibt oder auch, daß bestimmte Körpersäfte nicht einwandfrei fließen. So kann es dann z. B. zu falscher Verdauung, zu Verstopfung kommen. Das sind Dinge, die im wesentlichen mit falschen Eßgewohnheiten und Lebensgewohnheiten zusammenhängen.

Um ein einfaches Beispiel zu geben: Wenn ein Mensch

zu viel Alkohol trinkt, besonders scharfen Alkohol oder zuviel Fettes ißt, dann kommt es durch die Nahrungsaufnahme zu Störungen im Organismus, es gibt z. B. mehr Fettanteile im Blut, die Verdauung ist gestört, was dazu führt, daß z. B. Blutgefäße verengt oder blockiert werden, es zu Schwierigkeiten kommt im Herzen und im Kreislauf und eine ganze Reihe von Krankheiten auftreten können. Es ist ein sehr deutliches Beispiel, wie falsche Ernährung, in diesem Fall ein Übermaß an Nahrung, ein Übermaß an bestimmten Stoffen, zu Schwierigkeiten und Problemen im Organismus führen. Dies ist nur ein Beispiel, und das, was hier deutlich wird, die Gesetzmäßigkeit, kann leicht angewendet werden auf viele andere Beispiele.

Es wird in der tibetischen Medizin deutlich gemacht, daß schon im Embryostadium die Nahrung und ein gewisses Verhalten sich auswirken auf das Wachstum des Kindes im Mutterleib und bleibende Voraussetzungen geschaffen werden für das kommende Leben. Das hängt einmal damit zusammen, daß schon in der Erbmasse bestimmte Veranlagungen vorgegeben sind und so die Kinder unterschiedliche Veranlagungen haben, z. B. neigt das eine mehr zur Magerkeit, das andere zur Wohlbeleibtheit. Auch kann die Hautfarbe heller oder eher dunkler sein oder eher glänzend bzw. matt. Es kann auch die körperliche Veranlagung zu Unterschieden in den geistigen Eigenschaften führen, z. B. zu unterschiedlicher Intelligenz, Scharfheit und Schnelligkeit des Verstandes. Dazu gibt es die entsprechenden Anlagen, die durch die Erbmasse aufgenommen werden, also die Samenzelle und Eizelle der Eltern, aber auch gleichzeitig die Beeinflussung durch die Nahrung, wie sie durch das Blut der Mutter vom Embryo aufgenommen wird.

Es wird in der tibetischen Medizin gesagt, daß während des Embryostadiums sich die Eßgewohnheiten und die Verhaltensweisen der Mutter auf das Wachstum und auf die Veranlagungen des Kindes auswirken, die in diesem Stadium entstehen und sich für das spätere Leben entwickeln. Wenn also die Mutter z. B. eine bestimmte Nahrung in großem Maße zu sich nimmt, die zu einer Erhöhung des Windniveaus führt, z. B. viel Schweinefleisch, viel Ziegenfleisch, starken Tee oder Kaffee, dann ist das Nahrung, die das Windniveau erhöht und das kann sich dann auch auf das Kind auswirken. Das Kind hat dann die speziellen Anzeichen für ein erhöhtes Windniveau, wie z. B. dunklere Hautfarbe, trockenere Haut, es neigt mehr dazu, dünn und mager zu sein, die Gelenke sind eher härter, und die Bewegungen der Gelenke sind deutlich hörbar. Ebenso kann eine erhöhte Nervosität oder der Wunsch, ständig zu sprechen bei einem erhöhten Windniveau auftreten. Dies kann schon durch die Nahrung der Mutter, welche den Wind besonders fördert, angelegt werden und somit das ganze zukünftige Leben des Kindes beeinflussen.

Dann gibt es Nahrung, die besonders die Galle fördert, d. h. die Körperhitze, was mehr zu einer scharfen Intelligenz, zum Mut beiträgt, aber auch u.U. zu einem gewissen Übermut führen kann. Es heißt, daß z. B. Alkohol dazu führen kann, daß die Galle auf ein höheres Niveau kommt, Alkohol und viel Fleischgenuß. Auch dies wird sich auswirken auf das Kind im Mutterleib.

Eine andere Art der Nahrung kann den Schleim- bzw. den Flüssigkeitsanteil im Organismus erhöhen, was durch die Nahrung der Mutter entsprechende Auswirkungen haben wird auf das ungeborene Kind. So heißt es, daß ein Übermaß von Milch und öliger Nahrung diesen Schleimanteil erhöht und es mehr zu Körperkälte führt, zu Dickleibigkeit, auch zu einer gewissen Trägheit, dem Wunsch zu liegen und zu schlafen, andererseits zu einer geistigen Ausgeglichenheit und Ruhe. Die Gelenke werden eher dick und fettig sein und leicht biegsam. Diese Eigenschaften können sich dann ebenso beim Kind entwickeln und als Veranlagung im Leben bestehen bleiben, wenn die Mutter während der Schwangerschaft zuviel schleimbildende Nahrung zu sich nimmt.

Es wird erklärt, daß aufgrund bestimmter vererbter Veranlagungen und auch der Nahrung, die das Kind durch das Blut der Mutter aufnimmt, sich im Mutterleib bestimmte vorherrschende Veranlagungen auf das Kind übertragen, seien es Veranlagungen, die mit einem besonderen Windniveau einhergehen, so daß das Kind ständig ausgelassen ist, nicht ruhig bleiben kann und eher zu Magerkeit und trokkener Haut neigt. Andernfalls ist das Kind vielleicht sehr mutig, zeigt sich eher stärker gegenüber anderen Kindern und ist auch in der Lage, andere Kinder zu besiegen, falls das Galleniveau erhöht ist.

Oder bei anderen Kindern wiederum ist der Schleimanteil erhöht, es sieht immer sehr wohlgenährt aus, ist rund und rosig. Es ist ruhig, neigt zu Trägheit.

In all diesen Fällen überwiegt einer der drei Körpersäfte isoliert. Dann gibt es Mischformen, so daß z. B. Wind und Galle zusammen auf einem höheren Niveau sind oder Schleim und Galle oder Wind und Schleim. Bei einer weiteren Form sind alle drei Körpersäfte gleichmäßig vorhanden. Sowohl durch Nahrungsaufnahme im Leben, als auch durch Prägung im Mutterleib können sich sieben verschiedene Typen von Menschen entwickeln. Im Leben kann es dann zu übermäßiger Zunahme bestimmter Grundstoffe kommen oder zu einer übermäßigen Abnahme.

Die Körperstoffe können auf einem zu hohen oder niedrigen Niveau sein, was hauptsächlich durch bestimmte Nahrung zustande kommt, aber auch durch bestimmte Verhaltensweisen, d. h. das körperliche, sprachliche und geistige Verhalten, wobei es sehr viele Differenzierungen gibt. Ein ganz wesentlicher Verursacher ist aber die Nahrung. Durch bestimmte Nahrung und Verhaltensweisen kommt es zur Erhöhung oder Verminderung der Körpersäfte Wind, Galle und Schleim oder dazu, daß die sogenannten sieben körperlichen Stoffe auf einem zu hohen oder zu niedrigen Niveau sind:

Diese sieben Stoffe sind die Stoffe, die den Körper aufrecht erhalten. Das sind die essentiellen Nährstoffe, die man durch die Nahrung aufnimmt, dann das Blut, Muskelgewebe, Fettgewebe, Knochen, Knochenmark und regenerative Flüssigkeiten (Samen- und Eizellen). Dazu gibt es weitere Stoffe, die im Über- oder Untermaß vorhanden sein können: Die drei Ausscheidungen Stuhl, Urin und Schweiß und auch noch andere körperliche Stoffe. Aber im wesentlichen wird davon gesprochen, daß die drei Körpersäfte Wind, Galle und Schleim und die sieben Stoffe den Körper aufrecht erhalten.

So führt z. B. ein Übermaß an Schweine- oder Ziegenfleisch, an starkem Tee oder Kaffee zu einer Erhöhung des Windniveaus. Vom Verhalten her gesehen fördern ein langer Aufenthalt in kaltem Klima oder zuviele Aktivitäten eine Zunahme von Wind. Wind wird als mit Kühle zusammenhängend beschrieben. Störungen im Windhaushalt führen zu einem Gefühl von Rastlosigkeit und Nervosität. Deshalb ist es wichtig, die Nahrung so zu sich zu nehmen, daß bestimmte Stoffe nicht in einem Übermaß vorhanden sind und daß man sein Verhalten entsprechend einstellt, so daß der Wind nicht erhöht wird. Ein anderes Extrem wäre es, daß man zu wenig von diesen Stoffen zu sich nehmen würde oder auch zu wenig Aktivitäten, zu wenig Tatkraft aufbringt; dadurch würde der Wind auf ein zu niedriges Niveau geraten und dann treten ebenfalls eine ganze Reihe von Schwierigkeiten auf.

Es ist also wichtig, daß man sowohl im Verhalten, in den Lebensgewohnheiten, wie auch beim Essen auf Ausgewogenheit Wert legt. Wenn das Wind- bzw. das Energieniveau zu hoch ist, dann führt das dazu, daß man zu Trockenheit, trockener und dunkler Haut neigt, die wenig Glanz hat, daß man zur Magerkeit neigt, ständig in Hetze und Streß lebt. Dies sind Schwierigkeiten, die auf ein zu hohes Windniveau hinweisen. So kann auch der Herzschlag zu schnell sein oder es kann Herzrasen auftreten. Der Geist kann unruhig und unausgeglichen sein, jähzornig und aufbrausend. Im Bauchraum kann sich zu viel Wind bzw. Gas entwikkeln, es können Blähungen entstehen. Durch zu starken Kaffee oder Tee und auch zu wenig Schlaf wird dieses Windniveau weiter erhöht und dies verstärkt die Rastlosigkeit und Schlaflosigkeit wiederum. Es kann zu Bluthochdruck und allen Folgeerscheinungen kommen.

Ein anderes Extrem wäre ein zu niedriges Windniveau, so daß man z. B. zu viel schläft oder wie manche Menschen, die gar keinen Kaffee oder Tee trinken, sich immer schlapp fühlt oder daß das Atmen schwerer fällt und der Herzschlag zu weit absinkt. Dann sinkt der Blutdruck und man fühlt sich allgemein energielos, das Denken hat wenig Kraft, man verfügt über wenig Entschlossenheit, wenig Tatkraft, man ist lustlos, träge. Das Sprechen fällt diesen Menschen schwer, es kann sein, daß das Gedächtnis sehr schwach ist usw. Wenn ein solcher Patient nun vielleicht einmal mehr Tee oder Kaffee trinkt oder sonst seine Nahrung darauf einstellt, wird sich sein Windniveau erhöhen.

Wenn nun der Arzt einem Patienten, dessen Windniveau zu niedrig ist, eine Medizin geben würde gegen Windkrankheiten, die ein zu hohes Windniveau abschwächt, dann würde er den Patienten damit sehr schädigen. Er wird ihm deshalb empfehlen, die Stoffe mehr zu sich zu nehmen, die normalerweise Wind ansteigen lassen. Das sind alle Nahrungsmittel, die als kalte Nahrung klassifiziert werden, dazu gehören z. B. Schweinefleisch und Lammfleisch. Dazu muß auch eine Änderung im Verhalten mit mehr Aktivität, mehr Kühle, nicht zu warmer Kleidung kommen.

Es wird erklärt, daß Nahrung, die den Wind stärkt, bestimmte Eigenschaften hat: Sie sollte rauh sein, leicht, kalt, dünn, hart und flexibel. Anders gesagt, Wind hat die charakteristischen Eigenschaften der Rauheit, der Leichtigkeit, der Kühle, der Dünnheit, der Härte und der Beweglichkeit, und es gibt entsprechende Nahrung und Arzneien, die diese Wesensmerkmale ebenfalls besitzen bzw. sie fördern. Es würde zu weit gehen, jetzt genau zu erklären, was diese Eigenschaften wie Rauheit usw. im einzelnen bedeuten. Aber im wesentlichen sagt man, daß es gröbere Einteilungen in kühle und heiße Krankheiten, Nahrungen usw. gibt, und alles das, was mehr auf die kühlere Seite gehört, fördert den Wind. Der Arzt muß also gemeinsam mit dem Patienten überprüfen, wie der Energie- bzw. der Windhaushalt beschaffen ist, ob er sich auf einem zu hohen oder zu niedrigen Niveau befindet und entsprechend muß mit der Nahrung oder einer Medizin ausgeglichen werden. Wenn man merkt, daß der Wind zu hoch ist, dann muß man durch die Nahrung, das Verhalten oder durch Medizin ausgleichen und etwas nehmen, das den Wind absenkt, entsprechend im umgekehrten Fall. Ist der Wind in Ordnung, so muß man ausgewogene Nahrung zu sich nehmen, damit kein Ungleichgewicht entsteht. Wind hat das Charakteristikum der Kühle und Beweglichkeit; alles was die gleichen Charakteristika hat, läßt den Wind anwachsen; alles was gegensätzliche Charakteristika hat oder alles, dem diese Charakteristika fehlen, läßt den Wind absinken. Entsprechend muß man Nahrung, Verhalten und Medizin darauf abstimmen.

Das Gleiche gilt nun auch für die Galle. Galle ist das Heiße, die Wärme im Körper, die z. B. für die Verdauung benötigt wird. Die sechs Charakteristika der Galle sind ölig, scharf, leicht, heiß, übelriechend und eine Tendenz zu Durchfall. Diese Charakteristiken werden gefördert durch Nahrung wie z. B. Alkohol, besonders durch scharfen Alkohol, Fleisch, Knoblauch. Wer nun zur Dickleibigkeit neigt, hat oft eine zu geringe Verdauungswärme, d. h., das Gallenniveau ist zu niedrig. In diesem Falle könnte eine Medizin, die die genannnten Eigenschaften besitzt, helfen oder wenn es durch die Nahrung ausgeglichen werden soll, könnte man empfehlen, etwas Alkohol zu trinken, öfter Fleisch oder auch Knoblauch zu essen. Dies alles fördert die Galle.

Der dritte Körpersaft ist der Schleim. Schleim hat im wesentlichen die Charakteristika des Flüssigen und des Kühlen. Schleim hängt weiter zusammen mit dem Süßen und dem Bitteren. Wenn man viel Süßes und Bitteres ißt, wächst der Schleim an, auch wenn man jetzt Nahrung zu sich nimmt, die auf die Seite des Kühlen gehört. Das führt dazu, daß typische Schleimsymptome wie Fettleibigkeit und Trägheit auftreten. Übermäßiger Schleimanteil führt zu einer Abnahme der Hitze, was sich negativ auf die Verdauung auswirkt, so daß die Nährstoffe aus der Nahrung nicht entsprechend dem Organismus zugeführt werden, sondern gleich in Fettgewebe übergehen. Dadurch wird man dickleibig, und der Körper hat wenig Festigkeit und Muskelkraft; der Mensch neigt zu Trägheit und Lustlosigkeit. Die Haut ist weißlich, es bildet sich viel Speichel, eventuell Auswurf, Atmungsprobleme können auftreten, die Gelenke sind lose, haben zu wenig Festigkeit, neigen zum Ausrenken. Die Charakteristika des Schleimes sind ölig, kühl, schwer, weich, stumpf, klebrig(flüssig) und fest. Es gibt Nahrung, die diese Eigenschaften mehr oder weniger enthält und dann mehr oder weniger zu einem Anheben des Schleimniveaus führt, dadurch können dann die genannnten Symptome auftreten.

Wir haben zuvor von den verschiedenen Anlagen gesprochen, die man sich schon durch die Erbmasse und auch durch die Nahrung und Lebensweise der Mutter während der Zeit im Mutterleib aneignet. Wenn nun ein Kind z. B. zu einem Windtyp neigt, d. h. also zu Magerkeit und Aktivität, zu Trockenheit und dunklerer Hautfarbe, dann muß es nicht zwangsläufig Probleme geben, vor allem dann nicht, wenn diese Person nun Nahrung aufnimmt, die die Eigenschaften des Schleimes besitzt. Hingegen jemand, der andere Veranlagungen hat, könnte in diesem Falle die typischen Schleimsymtome zeigen.

2. Die Bedeutung richtiger Verdauung für Gesundheit und Krankheit

Wir haben nun über die verschiedenen Typen gesprochen, vom Gesichtspunkt von Schleim, Wind und Galle her gesehen, und über die Nahrung, die einen Saft fördert und den anderen vermindert und über bestimmte Verhaltensweisen, die ebenfalls die Säfte fördern oder absinken lassen.

Das andere, was zu berücksichtigen ist, sind die sogenannten sieben Aufbaustoffe des Körpers, nämlich die essentiellen Nährstoffe, Blut, Muskelgewebe, Fettgewebe, Knochen, Knochenmark und regenerative Flüssigkeiten.

Diese sieben Stoffe werden unbedingt benötigt für den Aufbau und die Aufrechterhaltung des Körpers.

Das erste sind die essentiellen Nährstoffe, die im Magen aus verdauter Nahrung gebildet werden:

Die Nahrung wird zunächst aufgenommen, gekaut und mit Speichel durchsetzt. Durch die Speiseröhre gelangt sie in den Magen und wird auf diesem Weg durch den Schleim aufgebrochen, d. h., alle feste und flüssige Nahrung wird zu einer Art Brei umgebildet. Dies geschieht durch eine bestimmte Schleimart. Es werden fünf Arten von Schleim unterschieden, wobei dies eben derjenige ist, durch den die Nahrung zersetzt wird.

Im Magen geht dann die Nahrung durch ein weiteres Verdauungsstadium und zwar mithilfe der Galle, mit anderen Worten der Verdauungshitze, wobei Magen, Bauchspeicheldrüse und Dünndarm zusammenwirken. Man kann sich z. B. ein Glas als Magen vorstellen und das Wasser im Glas ist der Nahrungsbrei, der schon durch den Schleim zersetzt worden ist. Im Magen wird er weiter verdaut durch die Hitze, die durch die genannten Organe entstanden ist und Galle genannt wird. Das führt dazu, daß die Magensäure sich entwickelt, die die Nahrung weiter verdauen kann. Durch diese Galle, die Hitze, wird die eigentliche Verdauung möglich. Es ist so, als würde man Wasser in einem Topf erhitzen, wodurch das Wasser aufkocht; ähnlich muß man sich vorstellen, daß sich durch die Galle nun eine große Hitze, eine Art Kochen im Magen ergibt und dadurch die Nahrung weiter verdaut wird: Es gibt fünf verschiedene Arten von Galle; die hier erwähnte ist die verdauende Galle, sie wohnt im Magen, in der Bauchspeicheldrüse und im Dünndarm.

Im dritten Stadium gibt es den sogenannten feuerbegleitenden Wind, eine von fünf Windarten, der dann die eigentlichen Nährstoffe, die der Organismus braucht, abtrennt von den Ausscheidungen. Am Magenausgang kommt es durch den feuerbegleitenden Wind zu einer Abtrennung der essentiellen Nährstoffe von den Abfallprodukten, die dann noch einmal unterschieden werden in Stuhl und Urin, wobei die Leber eine wichtige Rolle spielt. Nach dieser Trennung werden die essentiellen Nährstoffe in der Leber gesammelt und durch die Blutzirkulation dem Organismus zugeführt. Sie dienen dann der Bildung der Aufbaustoffe des Körpers wie Blut, Muskeln, Fettgewebe, Knochen, Knochenmark und regenerativen Flüssigkeiten und der Bildung des Nervensystems mit 24 Nerven, die dann aber noch weiter aufgeteilt werden.

Das Wichtigste zur Verteilung der Nährstoffe im Körper ist das System der Gefäße, wobei drei unterschieden werden: Rote Gefäße, das sind Arterien, dunkle Gefäße, damit sind die Venen gemeint und weiße Gefäße, das sind Nerven. Das System von Arterien, Venen und Nerven führt die reinen, abgetrennten Nährstoffe dem Organismus zu, da der ganze Körper von diesen Gefäßen durchzogen ist, die auch mit den Hohlorganen verbunden sind. Wichtig ist dabei der Zusammenhang des Körperaufbaus mit der einwandfreien Verdauung.

Im ersten Stadium wird die Nahrung durch den zersetzenden Schleim aufgelöst und aufgebrochen, dann durch die verdauende Galle verdaut und schließlich im dritten Stadium wird sie durch den feuerbegleitenden Wind in essentielle Nährstoffe und Abfallprodukte getrennt. Wenn jetzt dieses System gestört ist, z. B. wenn die Galle zu niedrig ist, dann wird die Nahrung nicht entsprechend verdaut, und es werden vor allem unreine Nahrungsanteile dem Körper zugeführt. Auf den ersten Blick mag so ein Mensch wohlbeleibt und gesund aussehen, aber in tibetischen medizinischen Schriften heißt es dann, daß das eine Scheingesundheit ist; der Körper ist zwar wohlbeleibt, die Nährstoffe gehen in den Körper, aber sie werden in den Organismus nicht richtig aufgenommen und tragen nicht zur Stärke des Körpers und des Körperaufbaus bei, sondern nur zur Bildung von zuviel Fettgewebe. Deshalb ist so ein Mensch dann zwar wohlbeleibt, aber nicht wirklich gesund und kräftig.

Es ist sehr wichtig, daß durch entsprechende Nahrung oder gegebenenfalls Medizin das Verdauungsystem reguliert wird. Wenn z. B. die verdauende Galle oder der feuerbegleitende Wind, der die Nahrung aufspaltet in reine Nährstoffe und Abfallstoffe, wenn diese Säfte zu schwach sind, dann ergeben sich Störungen im Organismus, z. B. Asthma, Diabetes und Blockaden der Blutgefäße, d. h. unreines Blut. Dies sind Krankheiten, die sich daraus ergeben können; deshalb werden in den tibetischen medizinischen Werken eine ganze Reihe von Arzneien angegeben, um solche Störungen im Verdauungssystem zu regulieren. Das sind im wesentlichen Arzneien, die dazu dienen, die verdauende Galle, d. h. die verdauende Hitze im Körper zu halten bzw. zu fördern.

Im Gefängnis in chinesischer Gefangenschaft, wo es sehr schlechte Nahrung gab, überhaupt keine ausgewogene Nahrung und wo auch sehr schnell gegessen werden mußte, alles mögliche durcheinander, dort konnte ich beobachten, daß einige Gefangene, bei denen die Verdauungssäfte zu gering waren, z. B. die Galle, die die Verdauungswärme erbringt, sehr große Schwierigkeiten hatten. Viele sind nach kurzer Zeit gestorben. Andere, die die gleiche Nahrung bekamen, aber eine bessere Verdauungswärme hatten, konnten viele Jahre mit dieser Art von Nahrung leben, wenn auch nicht gut. Das ist ein Zeichen dafür, daß bei gleicher

Nahrung, aber unterschiedlicher Funktion der Verdauungsstoffe sich unterschiedliche Bilder ergeben.

Ich denke, daß es gerade hier im Westen sehr wichtig ist, daß die Verdauungswärme im Körper gehalten bzw. entwikkelt wird, da im Westen sehr viel Nahrung vorhanden ist, auch viele verschiedene Arten von Nahrung, so daß der Körper eine starke Verdauungsfunktion braucht, um diese Nahrung wirklich gut verdauen und dann die wirklichen Nährstoffe herausholen zu können. Deshalb denke ich, daß die Menschen im Westen auf die Verdauung sehr achten sollten.

Jetzt besteht die Möglichkeit, Fragen zu stellen.

Frage: Können Sie bitte auf die diagnostische Differenzierung vom Übergewicht eines Saftes gegenüber Mangel von zwei anderen eingehen. Z. B. wie unterscheidet man, ob jemand erhöhten Wind oder erniedrigte Galle und Schleim hat.

Antwort: Die Diagnose geht einmal von dem Puls aus. Der Doktor fühlt also den Puls, und es heißt, wenn das Windniveau zu hoch ist, dann wird das im Puls, an der Form des Pulses fühlbar, d. h., der Puls wird fließend und wenn man die Schlagader drückt, wird sie als leer und abgesunken beschrieben. Der Doktor kann fühlen, daß ein sogenannter Wind-Puls vorliegt. Außerdem wird der Urin beschaut und gerührt. Bei einem Wind-Urin treten relativ große Blasen auf. Das sind Hauptanzeichen für überhöhten Wind. Andernfalls, wenn der Wind normal ist, aber Galle und Schleim niedrig sind, treten ganz andere Anzeichen auf. Wenn man z. B. die Pulsader drückt, fühlt sie sich nicht leer und abgesunken an, dagegen treten Zeichen auf, die auf ein niedriges Niveau der Galle hinweisen, z. B. zu niedrige Körperwärme, eingefallene dunkle Haut, Schwäche, Mutlosigkeit, auch ein Schwindelgefühl. Ähnliches würde dann für den Schleim gelten. Es gibt also bestimmte Zeichen für zu hohen Wind, wenn diese nicht auftreten, dann ist der Wind nicht zu hoch. Es gibt bestimmte Zeichen dafür, daß die Galle zu niedrig ist, wenn jene nicht auftreten, ist die Galle nicht zu niedrig. Es geht nicht nur um das Verhältnis, sondern darum, daß das normale, korrekte Maß nach oben oder unten verlassen wird, und dafür gibt es dann entsprechende Anzeichen.

Frage: Es geht um eine ältere Dame, im Alter von 91 Jahren, die starke Bronchitis hat, Auswurf und Grippe, die Penicillin bekommen hat und ein blutdrucksenkendes Mittel und dadurch ist die Bronchitis verschwunden. Nun gibt es starke Obstipation, Verstopfung, auch körperlichen Verfall. Welche Mittel kann man zur Kräftigung und zur Behebung der Obstipation geben und welche Ernährung ist nötig?

Antwort: Das kann man so von der Beschreibung her schlecht sagen, weil man anhand der Diagnose sehen muß, welche Ursachen verantwortlich sind für diese Symptome. Bronchitis mit starkem Auswurf hat zu tun mit Schleim, d. h. eine bestimmte Krankheit, die in die Schleim-Kategorie fällt, diese Anzeichen deuten darauf hin. Es gibt auch in der tibetischen Medizin eine ganze Reihe von Medikamenten zur Behebung von Verstopfung, auch Medikamente, um die körperliche Kraft wieder herzustellen, aber welches Medikament nötig wäre, könnte man nur sagen, wenn man die Patientin selbst untersuchen könnte.

Frage: Gibt es die Möglichkeit, multiple Sklerose zu behandeln durch Medikamente oder Ernährung?

Antwort: Ich denke, daß es sich um eine Nervenkrankheit handelt, und es gibt eine ganze Reihe von Medikamenten für Nervenkrankheiten in der tibetischen Medizin. Ich habe einige Patienten, die multiple Sklerose haben, denen die tibetische Medizin sehr geholfen hat. Darauf möchte ich morgen früh noch einmal näher eingehen, weil ich dann mehr über das Nervensystem sprechen möchte.

Frage: Gibt es eine Meditation, die hilft, die Verdauungshitze anwachsen zu lassen?

Antwort: Ja, es gibt eine Meditation. Dazu müßte man Geshe Thubten Ngawang noch bitten, nähere Informationen und Erklärungen dazu zu geben. Die Meditation, die auf tibetisch Tum-mo Gar-dsag[1] genannt wird, bringt eine bestimmte Hitze in einem Nervenzentrum im Bereich des Nabels hervor. Dies würde dann auch die Verdauungswärme unterstützen. Aber das ist ein sehr kompliziertes Thema, dazu kann der Doktor jetzt keine näheren Erklärungen abgeben. Das kann sicherlich auch Geshe einmal näher erklären, wenn die Zeit dazu gegeben ist.

Frage: Wenn man rheumatische Beschwerden hat, Schmerzen in den Gelenken, Osteoporose, Entkalkung, welche Nahrung sollte man zu sich nehmen oder welche Gebete oder Mantras sollte man rezitieren?

Antwort: Rheumatische Beschwerden werden gefördert durch feuchtes und kaltes Klima. Man sollte darauf achten, daß man sich nicht zu sehr der Feuchtigkeit und Kälte aussetzt, sondern sich warm hält. Dann sollte man auch sehr viel saures Essen vermeiden. Auch sollte man keinen starken Tee oder Kaffee trinken. Man soll sich so warm halten, wie es irgend geht. Vom Klima her, müßte es hier sehr viele Menschen mit rheumatischen Beschwerden geben, und sie sollten besonders darauf achten sich warm zu halten. Mantras von Vajrapani[2] sind sehr hilfreich und können die medizinische Behandlung unterstützen. Es gibt auch entsprechende Medizin. Ich habe einige Patienten aus Europa, auch einige in Delhi, die entsprechende Arzneien zu sich nehmen. Es hilft sehr, aber es ist eine Medizin, die über lange Jahre genommen werden muß, etwa zwei, drei Jahre lang mindestens, keine Medizin, die adhoc wirkt und die Beschwerden nimmt.

Es gibt drei Arten von Rheumatismus, die im Tibetischen erklärt werden. Eine hängt zusammen mit Krankheiten im Nervensystem, eine mit Krankheiten in den Knochen und eine mit Krankheiten der Muskeln. Es wird so erklärt in den tibetischen Lehrwerken, daß die Ursache für Rheumatismus eine Verminderung des Windes ist und eine Zunahme der Knochensubstanz. Dadurch kommt es zu einer Unbeweglichkeit der Gelenke und zu Schmerzen. Es gibt tibetische Medizin dagegen, die aber, wie gesagt, lange Zeit eingenommen werden muß.

Um einmal ein Beispiel zu geben, in Tibet, in der Provinz Tsang, in einem Ort Natse wurden die Tibeter von den Chinesen gezwungen, sehr viele Arbeiten im Wasser zu verrichten; sie mußten künstliche Bewässerungskanäle anlegen und haben viel im Wasser oder auf feuchter Erde gearbeitet, ohne Schuhe. Es wurde gesagt, daß das nötig sei, um das Land aufzubauen, um eine Demokratie herzustellen. Die Leute haben also lange Zeit, vor allem in der kalten Jahreszeit im und am Wasser zu arbeiten gehabt, besonders schlimm zur Zeit der Kulturrevolution. Als die Kulturrevolution dann vorbei war und die Menschen deutlicher sagen konnten, wie es ihnen eigentlich ergangen war, zeigte sich, daß viele rheumatische Krankheiten bekommen hatten, Gelenkkrankheiten usw., was darauf zurückzuführen war, daß die Gelenke ständig unterkühlt waren. Das war besonders Ende der 60er Jahre so, dann in den 70er Jahren.

In einem anderen Ort in der Nähe von Lhasa wurden viele Mädchen und junge Frauen zur Arbeit abbefohlen und an einen anderen Ort gebracht, um dort Straßen anzulegen. Diese Gegend ist auch sehr kalt und feucht. Sie mußten ständig in einem naßkalten Klima arbeiten; gleichzeitig haben sie sehr viel Tsampa gegessen, eine süße Nahrung, die zur weiteren Körperauskühlung beitrug. Dadurch ist in dieser Gruppe von Menschen sehr viel Rheumatismus aufgetreten, besonders in den Knien und in den Schulter- und Hüftgelenken. Auch wurden Anschwellungen in den Gelenken sehr häufig beobachtet. Der Ort, an dem sie vorher gelebt hatten, hatte ein trockeneres Klima und dort, wo sie die Straßenarbeiten verrichten mußten, gab es viel Nebel, der Ort war sehr niedrig gelegen, das Klima sehr naßkalt.

Man muß zwischen vielen Arten von Winden unterscheiden. Hier geht es um den sogenannten Knochenwind, den Wind in den Knochen und den Gelenken. Wir hatten schon den feuerbegleitenden Wind, der für die Verdauung zuständig ist, es gibt noch den lebenserhaltenden Wind, den aufwärtsbewegenden Wind, der beim Sprechen und Schlucken wichtig ist, einen abwärts-ausscheidenden Wind, der für das Ausscheiden von Stuhl und Urin wichtig ist. Es gibt also ganz unterschiedliche Arten von Wind mit unterschiedlichen Funktionen. Der Wind in den Knochen und in den Gelenken ist eine ganz spezifische Art von Wind, der beim Rheumatismus auf einem zu niedrigen Niveau, d. h. zu schwach ist.

Frage: Womit könnte man den Verdauungs-Wind anregen?

Antwort: Ja, es gibt also Arzneien, aber auch Nahrungsmittel für die Verdauung, z. B. Fisch wird als sehr vorteilhaft beschrieben, er hat eine ganze Reihe von guten Eigenschaften. So ist er z. B. gut für den Magen, für das Augenlicht, appetitanregend, hilft gegen Tumorbildung, gegen zuviel Schleim, fördert die Körper- und Verdauungswärme. Ähnliche Eigenschaften besitzt Lammfleisch. Allerdings ist immer wieder dabei zu sagen, daß man nicht zuviel davon essen darf.

Frage: Der Buddhismus verbietet das Töten von Tieren, aber doch auch von Fischen?

Antwort: Das ist natürlich richtig, aber es gilt dann besonders, wenn man den Fisch selbst fängt oder in Auftrag gibt. Das wird ein bißchen anders gesehen, wenn man Fleisch oder Fisch kauft in einem Geschäft, wenn die Wesen sowieso schon gefangen und getötet worden sind. Das ist anders, als wenn man es in Auftrag gibt oder gar selbst umbringt. Ob man nun als einzelner in einem Laden sich einen Fisch kauft oder nicht: Der Fischfang wird sicherlich nicht eingestellt, wenn man es nicht tut.

Frage: Können Sie noch einmal sagen, wie sich die verschiedenen Fleischarten auf die Säfte auswirken?

Antwort: Ziegen- und Schweinefleisch kann zu Windkrankheiten führen, d. h. zu überhöhtem Wind. Lammfleisch führt zu mehr Hitze, gibt mehr Öl ab und führt dazu, daß die sieben körpererhaltenden Aufbaustoffe zunehmen. Also Lammfleisch ist gut bei Windkrankheiten und bei Schleimkrankheiten[3] und erhöht den Appetit.

Frage: Womit gleicht man aus, wenn man gar kein Fleisch ißt, wenn man vegetarisch lebt?

Antwort: Es heißt, daß es keine Probleme gibt bei einer Ernährung, die an sich einseitig ist, z. B. fleischlos, wenn man daran gewöhnt ist, so zu essen. Es ist nicht unbedingt gut, seine Nahrung plötzlich umzustellen. Der Körper soll daran gewöhnt werden, dann ist es kein Problem. Es gibt auch innerhalb der Gemüsesorten verschiedene, die mehr kalt sind, einige, die mehr warm sind, die die Körperwärme erhöhen oder abschwächen. Auch andere nichtfleischliche Nahrungsmittel, z. B. Honig, haben sehr viel Hitze und helfen die Hitze zu stärken, sind gut für die Verdauung und gut, wenn zuviel Schleim vorliegt. Milch, Yoghurt und andere Milchprodukte, wie z. B. die Milch von Wasserbüffeln oder Schafsmilch, haben sehr viel Hitze. Dagegen wird Ziegenmilch als eher kühl beschrieben und Kuhmilch liegt dazwischen, hat weder besondere Hitze- noch besondere Kälteeigenschaften. Ziegenmilch, obwohl sie an sich kühl ist, hilft sehr bei Atemproblemen, bei Atemnot. Verschiedene Retticharten, besonders wenn sie frisch und klein sind, fördern die Verdauungshitze, wie z. B. Radieschen. Ingwer ist sehr gut für die Verdauung. Es heißt auch, daß Knoblauch und Zwiebeln gut sind, um Wind und Schleim abzusenken und die Galle anzuregen, sie sind gut für Verdauung, Appetit und für den Schlaf. Außerdem sind sie gut für die Blutzirkulation, allerdings auch wiederum nur im rechten Maß genossen: Bei einem übermäßigen Genuß führen sie zur Erhöhung der Galle und zu entsprechenden Krankheiten. Dann gibt es eine bestimmte Frucht, das ist der Granatapfel, die ist sehr gut, um die Hitze im Körper zu erhalten oder zu stärken und den Appetit anzuregen.

3. Das Klima als Krankheitsfaktor

Ein weiterer Punkt, den ich noch erwähnen möchte, ist der Zusammenhang mit den Jahreszeiten. Bestimmte Krankheiten treten zu bestimmten Jahreszeiten auf und zu anderen Jahreszeiten nehmen sie ab. Windkrankheiten z. B. entstehen oder nehmen häufig im April und Mai nach westlicher Zeitrechnung zu. In dieser Zeit werden die Windkrankheiten im Körper gehalten, ohne daß sie sich manifestieren müssen. Nun muß man natürlich die klimatischen Unterschiede zwischen den asiatischen und den hiesigen Ländern beachten. So ist z. B. in Tibet im Sommer die Zeit, wo es eigentlich kühler wird und es sehr viel regnet. Das ist ein Klima, das Windkrankheiten fördert. Das bezieht sich jetzt etwa auf den Juni. Im Juli und August, wenn es dann heiß wird, geht das Windniveau wieder zurück und die Windkrankheit, die vielleicht im Juni aufgetreten ist, nimmt ab.

Es gibt auch kurzzeitig auftretende Veränderungen, z. B. wenn man eine Zeitlang sehr viel Schweinefleisch ißt, Kaffee trinkt usw., was dann zu einem Anstieg des Windes führt, so daß vielleicht bestimmte Windkrankheiten auftreten. Wenn man danach aber seine Ernährung wieder umstellt, indem man vielleicht viel Milch trinkt und viel Ingwer und Knoblauch ißt, welche die Körperhitze erhöhen, dann können diese Windsymptome wieder abklingen. Ebenso würde auch der Genuß von Lammfleisch den übermäßigen Wind wieder abklingen lassen.

Ebenso können Situationen, in denen man sich gerade befindet, auf den Gesundheitszustand wirken. Wenn man z. B. in einer Situation ist, in der man sich ärgert, vielleicht über einen Kollegen, dann kann dieser Ärger dazu führen, wenn er längere Zeit anhält, daß Windkrankheiten auftreten. Wenn man sich nun nach einiger Zeit wieder mit demjenigen verträgt, wenn sich die Wogen glätten, wird sich auch das Windniveau wieder normalisieren. So können in Abhängigkeit von den jeweils vorherrschenden Lebensumständen und der Nahrung Krankheiten kurzfristig auftreten und auch schnell wieder abklingen.

Die Krankheitsursachen oder das Potential für die Krankheiten sind immer vorhanden, d. h., bei uns sind immer die eigentlichen Krankheitsverursacher Gier, Haß und Verblendung vorhanden, bei allen Menschen auf dieser Welt, und auch die Körpersäfte wie Wind, Galle, Schleim sind vorhanden als ständige Ursachen, aus denen Krankheiten entstehen können. Die Krankheiten können sich aber nur dann manifestieren, wenn die Ursachen mit den entsprechenden äußeren Bedingungen zusammentreffen. Eine Ursache allein ohne die Wachstumsbedingung kann nicht zu einer Wirkung führen.

Dazu nun ein deutliches Beispiel aus der Erfahrung des Doktors. Durch die Verhältnisse nach der Okkupation der Chinesen in Tibet, besonders nach dem Jahr 1959 und dann in der Kulturrevolution in den 60er Jahren, ist es verstärkt zu Herzkrankheiten bei den Tibetern gekommen, zu Krankheiten, die normalerweise sehr, sehr wenig in Tibet aufgetreten sind. Das liegt daran, daß einmal potentiell die Ursachen für diese Krankheiten jeder besitzt – das sind Gier, Haß und Verblendung –, nun aber die besonderen Umstände hinzukamen: Die Tibeter haben sehr gelitten unter den Verhältnissen, besonders während der Kulturrevolution, als die von ihnen so verehrte Kultur, die Religion brutal zerstört worden ist, als sie nicht mehr genügend zu essen bekamen, als alles, was sie besaßen, selbst kleine Hausgegenstände konfisziert wurden und in Gemeinschaftsbesitz, wie es heißt, übergegangen ist. Die Tibeter hatten sehr zu leiden, sie hatten viele Sorgen und standen unter großer psychischer Belastung, zusätzlich zu dem vielen körperlichen Leid, das sie erlebt hatten. Dadurch waren die Bedingungen geschaffen, daß latent vorhandene Krankheiten aufkommen konnten, insbesondere viele Herzkrankheiten. Viele Menschen hatten übergroße Herzen oder Schwellungen im Herzbereich und Bluthochdruck. Viele Menschen sind Ende der 60er an diesen Krankheiten gestorben.

Es gilt natürlich auch in anderen Bereichen, daß die Lebensumstände nötig sind, um Krankheiten, die latent vorhanden sind, manifest werden zu lassen. Deshalb wird in der tibetischen Medizin soviel Wert darauf gelegt, daß man durch entsprechende Nahrung und Lebensweise dafür sorgt, nicht Umstände zu schaffen, unter denen die vorhandenen Krankheitsursachen sich auswirken und zu manifesten Krankheiten führen können. Hierzu ein weiteres Beispiel: Als viele Tibeter ins Exil gegangen sind, größtenteils nach Indien, haben sie dort sehr viel Süßes gegessen, was es in Tibet nicht gab. Dadurch wurden die Bedingungen geschaffen für Zuckerkrankheiten. In Sikkim wurde z. B. sehr viel Alkohol getrunken, was bei vielen Tibetern zu Leberproblemen geführt hat. Das sind Krankheiten, die in Tibet nicht oder nur sehr selten vorgekommen sind. Dadurch wird deutlich, daß die Lebensumstände und die Eßgewohnheiten entscheidend sind bei der Entstehung von Krankheiten und man sich deshalb entsprechend darauf einstellen muß.

4. Das System der Kanäle, Gefäße und Nerven in Verbindung mit den inneren Organen

Ich möchte mit meinen kurzen Erklärungen über die tibetische Medizin fortfahren und auf Behandlungsmethoden eingehen, zuvor aber noch einige Worte sagen über das Nervensystem nach tibetischer Auffassung und über die sechs Hohl- und fünf Vollorgane. Andernfalls würde die Grundlage für das Verständnis der Behandlungsmethoden fehlen. Wenn ich nur über die äußeren Behandlungsmethoden sprechen würde, und nicht auch über das innere System der Nerven und der Organe berichten würde, dann würde ich nicht mitteilen, worauf sich die Behandlungsmethoden richten, es könnte nicht verstanden werden, warum diese Methoden angewendet würden.

In den tibetischen medizinischen Lehrwerken wird gesagt, daß sich das Nervensystem im Embryo von der fünften Woche an, dem 35. Tag an ausbildet. Dann wird der Hauptnerv, er wird als die Mutter aller Nerven beschrieben, gebildet. Der Embryo hat in diesem Stadium eine längliche, fischartige Gestalt. Dort, wo später der Nabel sein wird, entsteht der Stamm der drei Hauptgefäße, der roten, schwarzen und weißen Gefäße. Dieses Gebilde ähnelt zunächst einem Kuhauge. Die Gefäße liegen im Nabel nebeneinander, und aus diesem bilden sich die Arterien, die Venen und aus der Mitte kommen die Nervenbahnen. Auf der linken Seite liegt der Stamm der Gefäße, die dann zu Arterien werden, d. h., es bildet sich etwa in der siebten Woche im Embryostadium aus diesem kuhaugeartigen Gebilde der sogenannte rote Kanal auf der linken Seite, die Hauptschlagader. Hier befindet sich Windenergie. Auf der rechten Seite bildet sich der Stamm der schwarzen Gefäße, die Hauptvene. Der mittlere Kanal wird dann der Hauptnervenstrang und geht in die Schädelkrone und in das Gehirn. Er gehört zum Element des Wassers. Die Hauptenergie dieses Nervs manifestiert sich im Kopf. Sein Ausgangspunkt sitzt im Scheitel, geht herunter über den Hinterkopf in die Wirbelsäule und bildet da den Hauptstrang aller Nerven im Körper. Von dort gehen auch alle Bewegungen des Körpers aus. Wenn also an diesem Nerv eine Verletzung auftritt oder eine Krankheit, dann sind dadurch zwangsläufig alle verschiedenen Bewegungen im Körper in Mitleidenschaft gezogen.

Diese drei Nadis oder Bahnen, die rote Hauptblutbahn, die schwarze Hauptblutbahn und die weiße Bahn, der Hauptnervenstrang sind der Stamm aller anderen Gefäße im Körper. Der rote Hauptkanal bringt im wesentlichen das Element der Bewegung, des Windes in die verschiedenen Körperregionen; die dunkle Bahn transportiert hauptsächlich das Element der Wärme, der Hitze, das Feuerelement und die weißen Kanäle das Element der Flüssigkeit. Durch diese drei Bahnen werden die verschiedenen Körperfunktionen und die Funktionen der verschiedenen Organe möglich. Wenn es an den Hauptkanälen irgendwelche Störungen gibt, dann können zwangsläufig verschiedene Körper- oder Organfunktionen nicht mehr einwandfrei arbeiten.

An ganz bestimmten Stellen, die in den medizinischen Werken ganz genau beschrieben sind, gehen Zweige ab von diesen Hauptsträngen. Man kann sich das wie einen Baum mit Stamm, Ästen und Verzweigungen vorstellen, an denen Früchte hängen, welche für die verschiedenen Organe stehen, die auf diese Weise mit den Gefäßen verbunden sind. Der linke Stamm, die Hauptschlagader, geht von unten den Körper herauf, von hinten dann in das Herz hinein und dann weiter vom Herzen in den Kopfbereich. Der rechte kommt dann rechts herauf zum Herzen. In der Mitte sitzt der sogenannte weiße Kanal, die Hauptnervenbahn, die durch die Wirbelsäule geht. Es wird gesagt, daß diese von oben nach unten gerichtet ist, während die anderen beiden von unten nach oben gerichtet sind. Diese Bahnen sind nun verbunden mit den fünf Vollorganen und den sechs Hohlorganen[4], d. h. dem Herzen, den Lungen, der Leber, der Milz und den Nieren als den fünf Vollorganen. Die sechs Hohlorgane sind der Magen, die Gallenblase, der Dünndarm, der Dickdarm, die Blase und die Samenblase bzw. der Eierstock. Von diesen Organen, die durch das Gefäßsystem miteinander verbunden sind, wird das Herz als das wesentliche Organ beschrieben oder als der König, während die Leber und die Milz mit der Königin verglichen werden. Die übrigen Organe haben die Rolle der Bediensteten inne.

Da alle Organe miteinander verbunden sind, ist es sehr wichtig, auf das einwandfreie Funktionieren aller Organe zu achten, damit nicht andere Organe in Mitleidenschaft gezogen werden. Nach der tibetischen Darstellung ist es so, daß im Herzen die allersubtilste Windenergie gesammelt ist, die verbunden ist mit dem Bewußtsein, welches das allem zugrundeliegende Bewußtsein genannt wird. Auch die Körperwärme geht vom Herzen aus und wenn der Mensch stirbt, sammelt sich die Wärme wieder im Herzen. Außerdem heißt es, daß die gröberen Sinnestätigkeiten und die damit verbundenen gröberen Bewußtseinszustände auf dem Gehirn basieren und der Windenergie im Gehirn. Die feinen, subtilen Bewußtseinsströme dagegen sind mit dem feinsten Wind im Herzen verbunden[5].

Ich denke, daß es gut wäre, auf diesem Gebiet zu forschen und die Forschungsergebnisse der westlichen Medizin mit den Darstellungen der tibetischen Medizin zu vergleichen.

5. Die inneren und äußeren Nerven und ihre Störungen

Ich möchte jetzt etwas über die weißen Gefäße, die Nervenbahnen sagen. Gerade auf diesem Gebiet kann die tibetische Medizin gut helfen. Ich habe einige Patienten, u. a. in Frankreich, mit verschiedenen Nervenkrankheiten, bei denen die tibetischen Behandlungsmethoden sich sehr gut auswirken.

In dem tibetischen System wird erklärt, daß es 13 innere Nerven gibt, die vom Gehirn ausgehen und im Körper mit den verschiedenen Organen verbunden sind. Es gibt vier Nerven, die hauptsächlich mit dem Windelement zusammenhängen, dem bewegenden Element, die dem Körper seine Bewegungsenergie geben: Sie kommen vom Gehirn, zwei gehen zum Herzen und zwei zum Darm; diese laufen entlang der Wirbelsäule. Dann gibt es vier Nerven, die ebenfalls vom Gehirn kommen, welche die Energie der Wärme, der Hitze leiten: Sie sind verbunden mit den Lungen, dem Dickdarm, der Leber und der Gallenblase. Dann gibt es die vier Schleimnerven, die von der Natur der Flüssigkeit sind und den Körperflüssigkeiten ihre Energie geben: Sie gehen vom Gehirn zum Magen, zur Milz, zu den Nieren und der Blase. Weiter gibt es einen Nerv, der ist verbunden mit der Samenblase bei Männern und bei Frauen mit den Eierstöcken. Es wird gesagt, daß dieser Nerv die Natur der drei Körpersäfte gleichmäßig in sich vereint. Er ist von der Natur der Bewegung, er transportiert Bewegung, wie auch Wärme, wie auch Flüssigkeit. Durch diesen Nerv wird auch die sexuelle Lust transportiert, und er hängt in besonderer Weise mit der Fruchtbarkeit zusammen. Wenn es Probleme mit der Fruchtbarkeit gibt, geht das oftmals auf eine mangelnde Funktion dieses Nervs zurück.

Das sind die Nervenbahnen, die innere Nerven genannt

werden, die sich vom Gehirn in die verschiedenen Organe herabbewegen und in die unteren Körperregionen. Das Gehirn ist durchzogen mit weißen Nervenbahnen, die im wesentlichen die Natur der Flüssigkeit haben. Sie wirken mit den roten und den dunklen Bahnen, die sich vom unteren Bereich des Körpers in den oberen bewegen, zusammen. Alle drei Bahnen müssen zusammenwirken. Das wird auch in Verbindung gesetzt mit Methode und Weisheit, d. h., einige Bahnen sind hauptsächlich wichtig für Methode, für Tatkraft, andere für die Weisheit.

Es ist bis jetzt von 13 inneren Nerven gesprochen worden, zudem gibt es sechs äußere Nerven: Ihr Ausgangspunkt ist das Gehirn. Es gibt zwei Nerven, die ein Fingerglied von der Mitte des Hinterkopfes gerechnet rechts und links verlaufen, sie werden als Hohlnerven bezeichnet. Von diesen Punkten aus rechts und links wieder ein Daumenglied gemessen gibt es wiederum zwei Nerven, sie heißen handlungsausführende Nerven.

Die beiden Hohlnerven gehen also herunter am Hinterkopf, immer ein Fingerglied rechts und links neben der Wirbelsäule, vorbei an dem von den Tibetern als erster Wirbel bezeichneten siebten Halswirbel. Dann am achten Wirbel gehen diese Nerven nach innen, in den Körper hinein und sind verbunden mit der Gebärmutter, den Nieren, der Blase und den Eierstöcken. Die Enden der Nerven sind am Steißbein. Ein weiterer Teil geht in die Leistenbeuge und herunter in die Beine. Das sind die sogenannten Hohlnerven.

Jetzt kommen die sogenannten handlungsausführenden Nerven. Von den Hohlnerven rechts und links ein Daumenglied gemessen gehen diese Nerven vom Gehirn herunter über das Schulterblatt, dann rechts und links in die Arme. Sie spalten sich dann auf in viele Nervenbahnen und verteilen sich im Oberarm, in den Gelenken und dann im Unterarm. Sie enden in den Handflächen.

Dann gibt es zwei weitere Nerven, die von der Mitte des Gehirns ausgehen. Sie werden „ratna" genannt. Die handlungsausführenden Nerven gehen mehr an der Außenseite entlang, während diese Nerven jetzt mehr innen verlaufen am Schlüsselbein entlang und dann in den Armen mehr auf der Innenseite herunter. Die meisten Nerven teilen sich an den Enden einfach auf und verlaufen dann in den Händen, ohne daß sie einen speziellen Endpunkt hätten.

Die sechs sogenannten äußeren Nerven sind hauptsächlich notwendig, um die Bewegungen des Körpers zu kontrollieren. Auch die Funktionen der Organe und die Körperempfindungen, die Tastempfindungen sind eng mit ihnen verbunden. Wenn es also Störungen oder Verletzungen an diesen Nerven gibt, dann kommt es zu Ausfällen von Organen oder bestimmten Körperbewegungen oder zu Empfindungslosigkeit. Wenn es bei den inneren Nerven Störungen gibt, dann gibt es Störungen auch bei den entsprechenden Organen, da die Funktion der Organe von der Funktion dieser Nerven abhängt. Dies sind die schlimmsten Verletzungen oder Krankheiten. Nicht ganz so schwerwiegend mag es sein, wenn nur äußere Nerven verletzt sind, weil dann bestimmte äußere Funktionen in Mitleidenschaft gezogen sind, z. B. Empfindungslosigkeit in bestimmten Körperregionen, aber die lebenswichtigen Organe sind weiterhin funktionsfähig.

Es werden noch sogenannte verteilte oder verstreute Nerven genannt. Das sind kleinere Nerven neben diesen 19 Hauptnerven, die gerade genannt worden sind. Sie verlaufen z. B. im Gesichtsbereich. Wenn es dort Störungen gibt, dann können vielleicht die Augenlider oder die Mundwinkel herabhängen oder die Nase sitzt schief usw.

Störungen in den äußeren Nerven können bewirken, daß bestimmte Bewegungen nicht mehr ausgeführt werden können. Vielleicht kann der Mensch nicht mehr richtig reden oder denken. Wenn die sogenannten Hohlnerven in Mitleidenschaft gezogen werden oder durch Verletzung sogar ganz unterbrochen sind, dann wird das dazu führen, daß das Wasserlassen nicht mehr kontrolliert werden kann und daß die Beine nicht mehr kontrolliert bewegt werden können. Das kann auch dadurch kommen, daß sie unter großen Hitzeeinfluß gekommen sind, z. B. durch fieberhafte Erkrankungen. Dann hat man vielleicht in einigen Körperregionen kein Gefühl mehr oder ein dumpfes Gefühl oder man kann die Gliedmaßen nicht mehr bewegen. Das mag auch zusammenhängen mit bestimmten vererbten oder chronischen Krankheiten oder chronischen Entzündungen, die im Gehirn Nerven in Mitleidenschaft ziehen oder aber auch durch falsche Lebensweise, wenn man z. B. zuviel Alkohol trinkt, sich zuviel in der heißen Sonne bewegt. Durch eine Gallenkrankheit, also eine Krankheit, die mit zuviel Hitze zusammenhängt, kann auch eine Nervenentzündung entstehen.

Im Tibetischen werden verschiedene Krankheiten beschrieben, wo der Kranke wie geisteskrank wirkt. Der Patient fühlt sich ständig wie ohnmächtig oder bewußtlos, es gibt Fieber im Gehirn. Dagegen haben die Tibeter eine Medizin, die heißt «Jurmar 25»[6], d. h. eine Medizin mit 25 verschiedenen Wirkstoffen. Eine andere Nervenkrankheit kann durch zuviel starken Kaffee oder Tee zustandekommen oder durch ein zu kaltes Klima oder durch zuviel Schweinefleisch, was zu einem Übermaß an Wind führt. Diese Krankheit drückt sich durch herunterhängende Mundwinkel aus, auch die Augenlider hängen herunter, der Patient fühlt sich kalt, er fröstelt. Auch dagegen gibt es eine Medizin, namens «Agar» mit 20 Wirkstoffen[7]. Dann gibt es eine weitere Nervenkrankheit, die mit Schleim zusammenhängt. Die den Nerven innewohnende Kraft ist zu gering, der Patient fühlt sich schlapp, er hat niedrigen Blutdruck. Dagegen gibt es eine Medizin, die heißt «Dali» mit 18 oder mit 16 Wirkstoffen[8]. Es gibt auch eine Medizin, die generell das Nervensystem heilt und zwar auch die verschiedenen Arten von Krankheiten, seien es Wind-, Galle-, oder Schleimnervenkrankheiten. Diese Medizin heißt «Samphel Norbu» mit 37 Wirkstoffen[9]. Es gibt eine ganze Reihe von Medizinen gerade für die Nerven in der tibetischen Medizin. Einige von diesen können die Tibeter im Moment nicht herstellen, weil sie gar nicht die entsprechenden Möglichkeiten im Exil haben.

Schwieriger wird es aber, wenn diese Nervenkrankheiten durch Unfälle zustandegekommen sind, wenn die Nerven also tatsächlich verletzt sind und dann vielleicht ganze Körperregionen ausfallen, besonders, wenn es Verletzungen an der Wirbelsäule sind. Wenn die Verletzungen nicht sehr stark sind, dann kann die tibetische Medizin auch hier noch helfen. Es gibt auch eine Nervenkrankheit einer anderen Art, eine Infektion der Nerven. Aufgrund dieser entzündeten Nerven mit dem Symptom der Pocken, Pöckchen oder Wunden gibt es Schwellungen der Schilddrüse. Auch gegen diese Krankheit gibt es eine gute Medizin, sie heißt «Gur-Khyung»[10].

Was die Heilungschancen betrifft, kann man drei Arten von Krankheiten unterscheiden. Eine Kategorie ist nicht zu heilen, eine zweite kann in den meisten Fällen durch Medizin geheilt werden und eine Kategorie von Nervenkrankheiten kann durch Moxabustion geheilt werden, d. h. durch Brennung, also durch eine äußere Behandlung.

6. Die Behandlung von Nervenkrankheiten durch Brennen und Schröpfen

Was die Behandlung der Nervenkrankheiten angeht, so werden die äußeren Behandlungsmethoden, d. h. im wesentlichen Einstechen von heißen Nadeln oder Brennungen, nur bei Wind- oder Schleimnervenkrankheiten durchgeführt, wenn also das Nervensystem durch zu viel Wind oder Schleim beeinträchtigt wurde. Bei Galle-Nervenkrankheiten werden keine Brennungen durchgeführt[11].

Die Punkte, an denen die Brennungen durchgeführt werden, sind ähnlich den Punkten, die auch bei der Akupunktur angestochen werden, wobei die Chinesen die Akupunktur bei allen drei Arten von Nervenkrankheiten anwenden. Ich habe selbst, als ich im Gefängnis war und im Hospital gearbeitet habe, die Anwendung der chinesischen Akupunktur mitverfolgen können. Teilweise war sie sehr hilfreich, an anderer Stelle hat sie weniger geholfen.

Jetzt zeige ich Ihnen einmal, wo diese Brennungen gemacht werden. Ich habe Patienten, auch hier im Westen, in Frankreich und in Deutschland, denen durch diese Brennungen sehr geholfen werden konnte. Das waren teilweise Patienten, von denen gesagt wurde, daß ihre Nervenkrankheit schlimmer sei als multiple Sklerose, die als unheilbar oder zumindest sehr schwer heilbar gilt. Mit den tibetischen Methoden konnten sehr gute Heilerfolge erzielt werden.

Es geht zunächst darum, die große Fontanelle zu finden, ein kleines Loch am Kreuzungspunkt zweier Linien vom rechten zum linken Ohr und vom Naken zur Stirn, in der Mitte des Kopfes. An der Fontanelle wird die sogenannte „Goldene-Nadel-Therapie" angewandt. Dazu gibt es eine Kräutermedizin, ein Kraut (Beifuß), es riecht nicht besonders gut. Dieses Kraut wird oben mit der Nadel verbunden, gedrückt und gepresst, damit es an der Nadel bleibt. Jetzt wird die Nadel mit ihrer Goldspitze dort in der Fontanelle ein bißchen eingestochen und dann wird oben dieses Kraut verbrannt. Das würde z. B. helfen, wenn der Patient zu niedrigen Blutdruck hat und Schwindelgefühle einhergehend mit Schwermut oder Depressionen, ebenso bei Schwindelgefühlen einhergehend mit Bluthochdruck. Auch bei Gefühlen von Dumpfheit aufgrund von Wind- und Schleimstörungen oder wenn eine Seite des Körpers gefühllos ist. Diese Nadeltherapie wird durchgeführt, bevor andere Anwendungen erfolgen. Es ist sehr wichtig, zuerst einmal diese Therapie anzuwenden, weil sonst die anderen an anderen Körperstellen wenig Erfolg hätten.

An einer anderen Stelle am Hinterkopf (kleine Fontanelle) werden auch Anwendungen gemacht, dann rechts und links an den beiden Hohlnerven: Dabei wird ein Brenneisen benutzt. Es hat eine Kupferspitze, die oben vergoldet ist, diese wird erhitzt und an den entsprechenden Stellen aufgesetzt. Es darf kein Eisen oder ein anderes minderwertiges Metall sein, es muß Gold sein. Es darf nicht bei Hitzekrankheiten angewandt werden, wie z. B. Fieber.

Am ersten Wirbel, d. h. am siebten Halswirbel, da ist ein sogenannter Windpunkt, dort wird bevorzugt das Brenneisen aufgesetzt. In Höhe des siebten Halswirbels, eine Fingerbreite rechts und links davon, sind zwei weitere Punkte der beiden Hohlnerven, die dann rechts und links von der Wirbelsäule herunter gehen und weiter in die Beine.

Je ein weiterer Punkt liegt eine Fingerbreite seitlich der eben genannten Punkte. Es sind Punkte der sogenannten handlungsausführenden Nerven rechts und links jeweils. Mit Druck kann man hier eine Gefühllosigkeit bewirken, d. h., diese Nervenpunkte sind sehr sensibel. Hier darf man nicht willkürlich Versuche anstellen, das könnte sehr gefährlich werden. Diese handlungsausführenden Nerven gehen vom Hinterkopf herunter zum Schlüsselbein, dann zur Rückseite des Schultergelenkes, zum Oberarm und weiter über den Ellenbogen herunter.

Der Ratna-Nerv geht am Hals entlang. Es gibt bestimmte Punkte, wo Brennungen für den Ratna-Nerv gemacht werden,und zwar mit großen Goldbrenneisen,aber es gibt auch viel kleinere, fast nur so groß wie Punkte, die dann für die Nervenbehandlung im Gesichtsbereich vorgesehen sind. Man muß aufpassen, daß man nicht das Brenneisen auf die Vene setzt. Das Prinzip ist, daß die Brennungen von oben, vom Ausgangspunkt, von der Fontanelle zu den Extremitäten durchgeführt werden und nicht anders herum. Wenn der Patient z. B. Schmerzen in der Hand hat, die mit diesem Nerv zusammenhängen, dann darf man nicht gleich im Handgelenk anfangen, diese Punkte zu brennen. Dann würde es zu Kopfschmerzen kommen. Man muß unbedingt oben an der Fontanelle beginnen und dann an verschiedenen Punkten diese Brennungen ansetzen.

Dann gibt es hier am Kiefernwinkel einen weiteren Nerv, der in das Gehirn hineingeht und zu Kinn, Auge, und Stirn geht. Wenn es an diesem Nerv eine Störung gibt, dann fällt z. B. das Augenlid herunter. Weiter geht dieser Nerv zum Jochbein, wenn es da Störungen gibt, hängt z. B. der Mundwinkel herunter. Weiter gibt es in der Wirbelsäule noch einen Hauptnervenstrang, von dem viele kleine Nerven abgehen, z. B. im Gesäßbereich.

Rechts und links von den verschiedenen Wirbeln – ein Fingerglied entfernt – werden dann weitere Punkte der Hohlnerven behandelt. Es wird ein Fingerlang von dem Patienten abgemessen, vom Zeigefinger, dann geht man vom After mit dieser Länge nach rechts oder links. Dort liegt auch ein Punkt dieser Hohlnerven, die dann weiter rechts und links an den Beinen herunterziehen, aber auch nach vorne in die Leistengegend und auch von da in die Beine gehen. Da gibt es fünf Punkte, die im Zusammenhang mit diesem Nervenverlauf stehen. Sie werden bei Lähmungen in den Beinen behandelt. Es ist recht schmerzhaft, wenn man sie drückt oder die Brennungen falsch anwendet. Wenn es keine Entzündungen oder andere Hitzekrankheiten gibt, sind diese Brennungen teilweise sehr hilfreich. Sie werden ausschließlich bei Nervenkrankheiten angewendet, die mit Wind und Schleim zusammenhängen. Wenn es z. B. zu Ohnmachtanfällen kommt aufgrund von Bluthochdruck, dann hat es keinen Sinn, Brennungen anzuwenden.

Dann gibt es eine weitere Behandlungsmethode, die angewendet wird z. B. bei Durchblutungsstörungen oder wenn man gestürzt ist und Schmerzen hat. An den verletzten Stellen macht man eine Anwendung, die eine Art Schmerzstillung ist. Diese Behandlungsmethode heißt wörtlich übersetzt Kupfervase oder Kupfergefäß[12]. Sie ist sehr hilfreich bei Verletzungen und Prellungen, ebenso bei Entzündungen, um den Eiter herauszuziehen. Wenn die Durchblutung dort blockiert ist, hilft diese Methode. Das Gefäß wird ins Feuer hineingelegt und muß dann sofort aufgesetzt werden, sonst wird es zu heiß. Außerdem muß die Haut vorher angefeuchtet werden. Es gibt verschiedene Stellen, an denen diese Behandlungsmethode durchgeführt wird. Manchmal werden danach die Adern etwas aufgeritzt oder aufgeschnitten und dann wird die gleiche Anwendung nochmal wiederholt, um damit Blut herauszuziehen. Das möchte ich aber jetzt nicht vorführen ...

An dieser Stelle möchte ich Schluß machen, es ist noch ein wenig Zeit, um Fragen zu stellen.

Frage: Woher wissen die Tibeter den genauen Verlauf der Nerven? Haben sie auch seziert?

Antwort: Diese Erklärungen stammen aus Tibet, aus dem achten Jahrhundert. Es wurden damals keinerlei Sezierungen angewendet. Die Tibeter sagen, daß durch die Konzentrationskräfte oder die Wahrnehmungen in tiefer Meditation die Meister den Verlauf der Bahnen mit den inneren, geistigen Augen gesehen haben. Später wurde es dann aufgeschrieben. Das ist natürlich etwas, was unter den hiesigen wissenschaftlichen Methoden nicht unbedingt anerkannt wird, aber von den Tibetern wird das so erklärt. In der medizinischen Ausbildung werden keinerlei Sezierungen vorgenommen. Die Erklärungen stammen zum großen Teil aus den sehr alten überlieferten Schriften. Es wird gesagt, daß jemand, der eine tiefe meditative Konzentration erreicht, eine klare Einsicht erlangt auch in Dinge, die dem gewöhnlichen Auge verborgen sind und so auch die inneren, körperlichen Strukturen beschreiben kann.

So trifft das auch zu für die Beschreibung der verschiedenen Zustände eines Embryos. Es werden z. B. beim Embryo zehn verschiedene Phasen voneinander unterschieden, und die Zustände zu diesen verschiedenen Zeitpunkten ziemlich genau erklärt.

Ich bin oft gefragt worden, woher diese Erklärungen kommen. Diese Fragen sind nicht leicht zu beantworten, weil keine Sezierungen vorgenommen werden, auch keine Röntgengeräte oder Ultraschallgeräte oder andere Instrumente zur Untersuchung verwendet werden. Die Tibeter sagen, daß schon die vergangenen Meister aufgrund von tiefer Konzentration diese Dinge mit ihrem geistigen Auge gesehen haben. In der tibetischen Medizin gibt es zwei Forschungsmethoden. Die eine erfolgt durch die eben genannte tiefe Meditation. Die andere erfolgt durch Experiment und Erfahrung. Das, was ich Ihnen bisher erklärt habe, z. B. den Verlauf der Nerven, wurde hauptsächlich mit der ersten Forschungsmethode gewonnen, also im Rahmen tiefer Konzentrationszustände.

Frage: Welche Rolle spielt die Forschung in der tibetischen Medizin, wer forscht? Entwickelt sich die tibetische Medizin weiter, oder ist sie ein abgeschlossenes System ?

Antwort: Es hat die ganze Zeit Forschung gegeben und es gibt sie weiterhin. Die tibetische Medizin hat eine sehr alte Geschichte. Im Verlauf der Jahrhunderte hat es immer wieder Konferenzen gegeben, auf denen große Mediziner andere Mediziner eingeladen haben, auch aus verschiedenen Ländern. Es hat immer wieder Weiterentwicklungen gegeben, die auch aus den Erfahrungen der Ärzte gewonnen wurden. Auch heutzutage ist es so, daß das Medical Institute viel Medizin z. B. gegen Zuckerkrankheit nach Japan schickt. Teilweise werden dann auch neue Arzneimittel zusammengesetzt. Die Ärzte werten ihre eigenen Erfahrungen aus, ebenso wie die Darstellungen in den medizinischen Werken. Sie gebrauchen ihre Logik und die verschiedenen Untersuchungsmethoden und bringen das zusammen. Sie berücksichtigen auch die Veränderungen. In den tibetischen Schriften wird erklärt, daß die gesellschaftlichen Verhältnisse, die Umwelt usw. ständigen Veränderungen unterliegen und daß die Medizin sich auf diese Veränderungen einstellen muß. So werden bei der Diagnose solche Veränderungen festgestellt, mit der Beobachtung werden diese Feststellungen ausgewertet und daraufhin neue Arzneien zusammengestellt.

Frage: Wie beurteilen Sie Rindfleisch ?

Antwort: In den medizinischen Schriften wird nicht viel über Rindfleisch gesagt. Kein Element ist besonders betont, es ist eine ziemlich ausgewogene Nahrung. Es hat eher die Eigenschaften der Kühle und der Fettigkeit oder Öligkeit.

Frage: Was sind Pilzerkrankungen in der tibetischen Medizin?

Antwort: Es gibt in der tibetischen Medizin Beschreibungen von Krankheiten, Hautkrankheiten, die mit Mikroorganismen zusammenhängen, zu denen wohl Bakterien und auch Pilze gehören. Es gibt verschiedene Kategorien solcher Krankheiten.

Frage: Welche Erkrankungsform innerhalb der Nervenkrankheiten ist die multiple Sklerose?

Antwort: Das kann man schwer sagen, ich habe verschiedene Kranke mit multipler Sklerose untersucht, und die Nervenkrankheiten waren oft sehr verschiedener Natur. Einige mehr mit Hitze zusammenhängend, andere mehr mit Wind, wieder andere mit Schleim. Obwohl in der westlichen Medizin die gleiche Krankheit diagnostiziert wurde, habe ich kein einheitliches Bild gefunden, welchem dieser Säfte man diese Krankheit eindeutig zuordnen könnte. Man muß den individuellen Fall sehen und untersuchen und daraufhin eine entsprechende Medizin geben. Ich habe einige Patienten behandelt, bei denen sich die tibetische Medizin gut ausgewirkt hat.

II.
Tibetische Medizin und Buddhismus

Ich bin gebeten worden, etwas über die tibetische Medizin zu sagen, auch etwas über den Buddhismus und die Verbindung zwischen beiden. Ich kann natürlich in der Kürze der Zeit nicht sehr ausführlich auf dieses Thema eingehen.

Alle Wesen, von den Menschen zu den Tieren, selbst bis hin zu den unscheinbaren Käfern, alle Wesen sind sich völlig gleich darin, daß sie Glück wünschen und Leid vermeiden wollen. Es gibt zwei Arten von Leid, geistiges Leid und körperliches Leid. Die Überwindung des geistigen Leides wird im Buddhismus hauptsächlich beschrieben. Um das körperliche Leid zu überwinden, benutzt man die Medizin, und es werden die entsprechenden Mittel in der Medizin gelehrt. Um Leid vollständig zu überwinden und eine völlige Gesundheit, sowohl körperliche wie auch geistige Gesundheit zu erlangen, ist es wichtig, daß man beide Gebiete benutzt, sowohl die Schulung des Geistes wie auch die Medizin. So ist es auch in der tibetischen Medizin.

Wenn man anfängt zu studieren, gibt es sehr ausführliche Erklärungen darüber und Ermahnungen, eine gute Motivation von Anbeginn zu haben. Der Arzt und auch der Studierende sollen von vornherein ganz von Altruismus motiviert sein. Auch die Essenz der Religion ist Altruismus, der Wunsch, anderen zu helfen. Wenn man anderen nicht aktiv helfen kann, nicht dazu in der Lage ist, so ist es zumindest wichtig, daß man alles versucht, um Schaden von anderen fernzuhalten, andere nicht zu verletzen. Es wird darauf hingewiesen, daß es einerseits für den Medizinstudenten wichtig ist, ein sehr enges und gutes Verhältnis zu einem qualifizierten Lehrer zu haben und daß volles Vertrauen zu diesem Lehrer bestehen sollte, ebenso wie ein korrektes Verhalten gegenüber dem Lehrer. Auf der anderen Seite muß ein sehr starkes Bemühen um Liebe und Mitgefühl gegenüber den Patienten entwickelt werden. Es ist wichtig, daß sowohl der Student den Lehrer überprüft und ebenso der Lehrer den Studenten und daß eine einwandfreie Beziehung während des ganzen Studiums aufrechterhalten wird. Der Student muß in seinem Verhalten gegenüber dem Lehrer einwandfrei sein, die nötigen Qualifikationen besitzen und eine entsprechende Geisteshaltung gegenüber dem Lehrer und den Patienten haben, wie auch der Lehrer die geeigneten Qualifikationen haben sollte und eine korrekte Einstellung gegenüber seinen Studenten und Patienten.

Es wird in den Schriften nachdrücklich darauf hingewiesen, daß sowohl beim Studenten wie auch beim Lehrer die wichtigste Eigenschaft das Mitgefühl ist, neben der Kenntnis der Medizin natürlich. Nur auf der Basis von Mitgefühl können Studium und Behandlung gute Früchte tragen und volle Wirkungskraft haben. Es wäre nicht richtig, wenn der Student und später der Arzt die Motivation hätte, für sich selbst einen Vorteil zu erzielen, Ansehen zu erlangen, Reichtümer anzuhäufen. Deshalb gibt es in den medizinischen Werken, in dem Hauptwerk der Medizin[13], ein ganzes Kapitel, das der korrekten Einstellung des Studenten und des Arztes gewidmet ist.

1. Die drei Gifte des Geistes als Krankheitsursachen

Es gibt in den medizinischen Werken eine Beschreibung der eigentlichen Ursachen von Krankheiten, die eng mit der Religion, dem Buddhismus, zusammenhängt. Es wird gesagt, daß die besonderen Ursachen für Krankheit Verblendung, Haß und Begierde sind. Begierde bedeutet, daß man an den Dingen, die man mag, auch an den Personen, die man mag, besonders hängt, über die Maßen hängt, daß man sie über die Maßen lobt, ihre positiven Eigenschaften sehr stark übertreibt. Man überbewertet die Attraktivität von Dingen oder Personen. Es heißt in den medizinischen Werken, daß aufgrund von Begierde die inneren Energien oder Winde aus dem Gleichgewicht geraten und sogenannte Windkrankheiten auftreten.

Auf der anderen Seite gibt es den Haß. Haß bedeutet, daß man die negativen Qualitäten eines Menschen, die schlechten Eigenschaften sehr stark übertreibt. Jeder Mensch besitzt auch positive Eigenschaften, die dann völlig übersehen werden. Sobald man an ihn denkt, sagt man ihm negative Eigenschaften nach, verachtet ihn, beschimpft ihn. Während man mit der Gier die positiven Eigenschaften übertreibt, sieht man aufgrund des Hasses nur negative Eigenschaften an einem Menschen.

Die Verblendung bedeutet, daß man die Situation nicht korrekt einschätzen und z. B. die Eigenschaften eines anderen Menschen nicht richtig beurteilen kann. Das führt dazu, daß man einerseits Begierde entwickelt gegenüber einigen Menschen, die man in jeder Hinsicht attraktiv und nur mit guten Eigenschaften ausgestattet sieht. Andrerseits werden die negativen Eigenschaften übertrieben, man sieht den anderen Menschen wie ein giftiges Tier, das nur Schaden zufügt. Die Verblendung trügt den Blick für die eigentliche Situation.

Die Ursache für Krankheit wird letztlich in Gier, Haß und Verblendung gesehen. Zum anderen ist es so, daß das, was wir an Glück oder Leid im Leben erleben, abhängig ist von unseren vergangenen Leben. Es wird von dem Gesetz des Karma gesprochen. So heißt es in einer Schrift, daß die vielfältige Welt aus Karma entstanden sei, d. h., wir haben aufgrund von begangenen Taten unterschiedliche Erfahrungen von Glück oder Leid, was sich auf Unterschiede zwischen Ländern, z. B. östlichen oder westlichen Ländern, nördlichen oder südlichen Ländern oder auf Menschen innerhalb eines Landes beziehen kann. Auch Menschen in gleichen äußeren Verhältnissen erleben doch unterschiedliche Umstände an Reichtum, Armut, einem glücklichen Leben oder einem Leben voller Sorgen und Leid. Es wird erklärt, daß die tieferliegenden Ursachen dafür die Handlungen der einzelnen Menschen sind. Menschen müssen in ganz unterschiedlichen Verhältnissen leben, z. B. in ganz unterschiedlichen klimatischen Verhältnissen, Umweltverhältnissen; die einen in einer sehr heißen Gegend, die anderen in einer sehr kalten, einige Menschen leben in einem sehr fruchtbaren Gebiet, andere in einem Gebiet, in dem auch unter Anstrengung keine guten Ernten zustandekommen. Einige Menschen haben viele gute Freunde, andere ständig Feinde. Diese unterschiedlichen Lebenssituationen kommen im wesentlichen durch die eigenen Handlungen zustande, durch das eigene Karma, das man angehäuft hat.

Diese Handlungen wiederum sind motiviert von den drei Geistesgiften Begierde, Haß und Verblendung. So kommt, von den eigentlichen Ursachen her betrachtet, das, was man an eigenem Glück und Leid erlebt, zustande durch eigenes Karma. Dies wiederum ist abhängig von dem eigenen geistigen Verhalten, so daß wir immer wieder Situationen erleben, die wir uns nicht wünschen, die wir gern von uns fernhalten würden. Wenn man in einem heißen Klima lebt, wünscht man sich das kühlere, aber man hat nicht die Möglichkeit, aus diesen Verhältnissen auszubrechen, in anderen Verhältnissen zu leben. Oder, wenn man in einem Land lebt, wo es sehr kalt ist und man friert, wünscht sich jeder etwas Wärmeres, aber man hat nicht die Möglichkeit, in einer anderen Situation zu leben. Diese Unfreiheit, in Verhältnissen zu leben, die man nicht frei bestimmen kann, ist auf das eigene Karma oder die eigenen Handlungen in der Vergangenheit zurückzuführen, die wiederum durch Gier, Haß und Verblendung entstanden sind. Es ist so, daß in einem gleichen Land, mit gleichen Verhältnissen, die Wesen Unterschiedliches erfahren. Einige sind Menschen und erleben menschliche Lebensqualität, andere sind Tiere und erleben nur das, was Tiere an Glück oder Leid erleben können. Auch unter Menschen und Tieren gibt es dann noch individuelle Unterschiede. Es gibt also einmal gemeinsame Erfahrungen, eine gemeinsame Umgebung, was zurückzuführen ist auf gleichgeartetes Karma, es gibt aber auch individuelle Unterschiede, die zurückzuführen sind auf Handlungen, in denen man sich von anderen unterscheidet, womit man sein individuelles Karma angesammelt hat.

Alle diese Wesen mit ihrem unterschiedlichen Glück und Leid haben letztlich das Potential in sich, die vollkommene Erleuchtung eines Buddha zu erlangen, in sich das zu erfahren, was als Essenz eines Vollendeten bezeichnet wird. Um einen Vergleich zu geben: Wenn wir uns den klaren Himmel denken, so ist dieser zu vergleichen mit diesem Potential in uns, das die Essenz eines Vollendeten ist. In dem klaren Himmel gibt es aber immer wieder Wolken, welche die Klarheit und Reinheit vorübergehend verdecken. Sie gehören nicht zur eigentlichen Natur des Himmels, aber sie trüben den Himmel, schaffen wechselhafte Trübungen. So wird die Essenz eines Vollendeten in uns, das Buddhapotential in uns verdeckt durch wechselhafte, negative Geisteszustände wie Gier, Haß und Verblendung. Aufgrund dieser Befleckung mit Gier, Haß und Verblendung kommt es dann zur Ansammlung von Karma, was dann zu den verschiedenen Arten von Leid und Glück im Leben führt.

Diese Situation zu kontrollieren und den Geist zu reinigen von den Befleckungen und Verunreinigungen, das ist die Aufgabe der Religion und wird durch die Mittel der Geistesschulung erreicht. Das Wesentliche dabei ist, daß man eine Einstellung entwickelt, die auf das Wohl der anderen gerichtet ist. Man sollte eine Haltung der Gewaltlosigkeit und des Altruismus entwickeln. Das bedeutet, daß man, wenn man die Möglichkeiten und Fähigkeiten hat, anderen hilft. Wenn man dazu nicht die Möglichkeiten hat, sollte man es wenigstens unterlassen, nach besten Kräften, anderen Schaden zuzufügen. Durch eine solche Schulung und Disziplinierung des Verhaltens und des eigenen Geistes legt man die Grundlagen für wirkliches Glück nicht nur für sich selbst, sondern auch für die Gesellschaft, in der man lebt. Man legt die eigentlichen Grundlagen für inneren und äußeren Frieden.

2. Die Bedeutung der Säfte, der Elemente und der Geschmacksrichtungen in der tibetischen Medizin

Die tibetische Medizin erklärt, daß durch Gier Krankheiten entstehen, die in Verbindung mit den inneren Winden stehen. Durch Haß entstehen Krankheiten, die mit der Galle zusammenhängen, und durch Verblendung entstehen die sogenannten Schleimkrankheiten. In der tibetischen Medizin taucht der Begriff Wind einmal auf in Verbindung mit den den drei Körpersäften Wind, Galle und Schleim und dann mit den fünf Elementen Erde, Wasser, Feuer, Wind und Äther.

Beide Male ist mit Wind das bewegliche Element im Körper gemeint. Jede Form der Bewegung wird als Wind bezeichnet. Sei es z. B. der Herzschlag, die Bewegung des Herzens, seien es die Energien, die durch die verschiedenen Nervenbahnen fließen, seien es die Funktionen der verschiedenen Organe, der sechs Hohl- und der fünf Vollorgane, seien es die Funktionen der fünf Sinne, seien es die verschiedenen Bewegungen des Körpers, das Ausstrecken oder Anziehen der Arme: All das Sich-Bewegende wird unter dem Begriff des Windes zusammengefaßt.

Das Niveau des Windes muß in einem korrekten, ausgewogenen Maß vorhanden sein. Wenn das Niveau zu hoch oder zu niedrig ist, kommt es zu Krankheiten. So äußert sich das z. B. im Herzschlag. Der Herzschlag soll nach tibetischer Zählart etwa fünf Schläge während eines gewöhnlichen Atemzuges ausmachen, in der westlichen Medizin sind es ungefähr 71 pro Minute. Wenn der Herzschlag schneller oder langsamer wird, dann gibt es Probleme. Dies ist auf ein falsches Maß des Windniveaus zurückzuführen. Wenn der Wind zu stark ist, dann kommt es z. B. zu Herzrasen und es kommt dazu, daß der Mund austrocknet, daß man ständig durstig ist. Es kommt auch zu einer dunkleren Hautfarbe und einem Verlust des Glanzes der Haut. Es kommt zu Blähungen und zu verschiedenen Windkrankheiten im Bauchraum, vielleicht kann man Stuhl und Urin nicht halten.

Auf der anderen Seite kann das Windniveau zu gering sein, d. h., der Wind ist zu schwach, wodurch sich Krankheiten ergeben können, z. B. wird der Herzschlag zu langsam, der Patient erlebt eine allgemeine körperliche Schwäche und Schlappheit, eine Unlust zu arbeiten oder zu sprechen, das Gedächtnis läßt nach, die Erinnerungskraft ist schlecht, die Atmung wird schwer, Appetitlosigkeit tritt auf. All das deutet auf einen zu schwachen Wind hin. Auch kann der Wind in Konfusion geraten. Das äußert sich darin, daß der Patient unruhig und rastlos ist, zusammenhanglos redet, Schmerzen in verschiedenen Gliedern hat, Schmerzen in den Schläfen.

Es gibt verschieden Arten von Wind. So gibt es eine Einteilung in fünf verschiedene Winde: Der lebenserhaltende Wind, der aufwärtsbewegende Wind, der durchdringende Wind, der alle Körperregionen durchdringt, der feuerbegleitende Wind und der austreibende Wind, der für die Ausscheidungen zuständig ist. Es gibt auch noch feinere Unterscheidungen in 42 verschiedene Arten von Wind, die ich in diesem Rahmen nicht erklären kann.

Die Galle ist der Begriff für die verschiedenen Arten der Wärme im Körper, z. B. die Hitze, die nötig ist für die Verdauung. Körperempfindungen wie Hunger und Durst, auch geistige Eigenschaften wie z. B. Mut oder Entschlossenheit, Tatkraft sind Faktoren, die mit der Funktion der Galle zusammenhängen, dem Hitzeelement im Körper. Wenn von Galle gesprochen wird, ist nicht die Gallenblase gemeint, nicht das Organ, sondern es ist die Körperwärme gemeint. Natürlich hängt die Funktion der Gallenblase auch mit der Körperwärme eng zusammen, aber der eigentliche Begriff der Galle in der tibetischen Medizin bezeichnet die verschiedenen Arten der Körperwärme. Wenn die Galle zu stark ist, werden die Augen und die Haut gelb. Auch entstehen verschiedene fieberhafte Krankheiten. Es gibt andere Schwierigkeiten, die auftreten, wenn die Galle zu schwach ist, so daß dann die Verdauung nicht mehr richtig funktioniert, daß der Stuhl zu hell wird, auch daß Haut und Augen gelb werden, daß ein Gefühl des Fröstelns auftritt. Es gibt auch Krankheiten, die zusammenhängen mit einer Konfusion in dem Galleelement, was ebenfalls dazu führt, daß Augen und Haut gelb werden, daß Fieberschübe auftreten, daß es Störungen gibt in der Verdauung, so daß Urin und Stuhl zu gelb sind. Eine ganze Reihe von Krankheiten werden erklärt, die mit einer Konfusion der Galle zusammenhängen.

Der dritte Saft ist der Schleim. Schleim bezeichnet die verschiedenen Körperflüssigkeiten, allgemein alle Faktoren des Flüssigen im Körper. Es gibt in den verschiedenen Organen und Stoffen des Körpers einen flüssigen Anteil: In den essentiellen Nährstoffen und im Blut, in den Muskelgeweben, den Fettgeweben, in den Knochen, im Mark, in den regenerativen Flüssigkeiten, überall gibt es den flüssigen Anteil, der allgemein als Schleim bezeichnet wird. Schleim ist auch z. B. als eine Art Fett in den Gelenken vorhanden, damit die Gelenke flexibel sind und benutzt werden können. Wenn der Schleim über das normale Maß hinaus geht, so trägt das dazu bei, daß der Körper die Verdauungswärme verliert, die Verdauung nicht mehr gut funktioniert; es entsteht ein Gefühl der Schwere und Unbeweglichkeit. Man fühlt sich zu schläfrig, und der Körper wird träge und dick. Es entsteht eine Neigung zu Ödemen, es kann zu Atemschwierigkeiten kommen. Zuviel Speichel im Mund kann ein Zeichen sein für zuviel Schleim.

Ist der Schleim zu gering, gibt es Schwierigkeiten, da nicht genügend Körperflüssigkeit vorhanden ist, z. B. verlieren die Gelenke ihre Festigkeit und knicken sehr leicht um. Es kann Herzrasen auftreten.

Gerät dieses Schleimelement in Konfusion, gibt es ebenfalls Schwierigkeiten. Man kann dann vielleicht sehr viel essen, ohne daß die Verdauung, die Nahrungsaufnahme in den Körper, in die Muskelgewebe normal funktioniert, d. h., die Nährstoffe gehen über in Fettgewebe, man wird dick. Das liegt daran, daß es zuwenig Blut im Körper gibt, die Nährstoffe nicht richtig in die Gewebe transportiert werden und stattdessen übergehen in Fettgewebe. So eine Fettleibigkeit mag auf den ersten Blick aussehen wie ein gesunder, wohlgenährter Körper, man könnte denken, derjenige hätte eine gute Konstitution. In Wirklichkeit wird es in den tibetischen Schriften als ein Trug erklärt, da diese Fettleibigkeit zu einer körperlichen Schwäche führt, weil die Nährstoffe nicht wirklich in die Muskeln übergegangen sind, sondern nur zur Bildung von Fettgewebe geführt haben, was nicht die körperliche Stärke und Festigkeit stärkt, sondern sie eher schwächt.

Diese drei Körpersäfte Wind, Galle und Schleim bestehen aus vier Grundstoffen oder Elementen[14]. Der Wind ist auch Windelement, die Galle entspricht ihrem Wesen nach dem Feuerelement und der Schleim besteht aus dem Wasserelement und dem Erdelement, flüssigen und festen Elementen. Die drei Körpersäfte Wind, Galle und Schleim müssen in einem ausgewogenen Verhältnis zueinander stehen, sie fördern sich nicht etwa gegenseitig, sondern stehen teilweise in einem Gegensatz zueinander. Wenn einer dieser Körpersäfte über die Maßen zunimmt, dann hat das eine negative Auswirkung auf die anderen Körpersäfte, und es können sich dadurch Krankheiten ergeben. Der Körper braucht ein ausgewogenes Verhältnis von Wind, Galle und Schleim, mit anderen Worten, er braucht ein ausgewogenes Verhältnis von Beweglichkeit, Energie, Wärme und Flüssigkeitsanteil. Wenn das nicht mehr gegeben ist, kommt es zwangsläufig zu Krankheiten im Organismus.

Nun mag man sich fragen, wie es dazu kommen kann, daß Wind, Galle oder Schleim über die Maßen zunehmen oder auf ein zu geringes Niveau absinken oder in Konfusion geraten. Das Gleichgewicht geht verloren durch bestimmte Umstände. So kann es z. B. sein, daß man zuviel Fleisch ißt, besonders Schweinefleisch oder Ziegenfleisch oder daß man zuviel starken Tee oder Kaffee trinkt oder daß man in einem sehr kalten Klima wohnt oder daß man sich zuviel Sorgen macht, falsch denkt und dadurch die inneren Winde aus dem normalen Maß geraten und es zu sogenannten Windkrankheiten kommt. Wenn jemand sehr starke Begierden hat, so ist das allein nicht eine ausreichende Ursache für eine Windkrankheit. Die Ursache muß mit den Umständen zusammen auftreten, sonst kann eine Krankheit nicht ausbrechen. Die Umstände, die dazu kommen müssen, sind die gerade eben genannten. Dann kommt es zu einem Ungleichgewicht zwischen den Säften und damit zu entsprechenden Krankheiten. Die jetzt genannten Umstände würden zu einem Übermaß an Wind führen. Es gibt aber auch den umgekehrten Fall, daß das Windniveau zu niedrig ist, wenn man z. B. zu wenig Fleisch ißt oder wenn man zu wenig nachdenkt, zu träge ist. Es ist eine Ausgewogenheit nötig im Essen und auch in den Lebensgewohnheiten.

Es gibt Krankheiten und Störungen, die auf die Galle zurückzuführen sind. Das kann dann auftreten, wenn man in der zu heißen Sonne liegt, wenn man zuviel Alkohol, besonders Schnaps trinkt oder wenn man sehr viele, sehr anstrengende Arbeiten durchführt. Dann wird das Niveau der Galle oder der Körperhitze zu hoch, was zu verschiedenen Krankheiten führen kann.

Dann gibt es Krankheiten, die mit dem Schleim zusammenhängen. Die Ursachen dafür können sein, daß man zu kalt wird, sich nicht genügend warm hält, daß man sich im Bauchraum, in der Hüftgegend nicht genügend erwärmt und so Körperwärme verlorengeht. Es kann sein, daß man zu träge ist, wenn man zu wenig arbeitet, sich zu wenig bewegt, tagsüber zu lange schläft (auch das führt zu Schleimkrankheiten) und daß man zu dick wird. Der Schleim nimmt zu, wenn man zuviel Kaltes trinkt, wenn man zuviel Rohes ißt, zuviel Gemüse ißt, besonders nicht gut gekochtes Gemüse. Deshalb sollte man auf eine ausgewogene Nahrungsaufnahme und eine ausgewogene Lebensweise achten.

So heißt es, daß man beim Essen den Mageninhalt gedanklich in vier Teile teilen sollte. Zwei Teile sollten von fester Nahrung sein, ein Teil von flüssiger Nahrung und der vierte Teil sollte frei gelassen werden, damit die Winde genügend Raum finden, um eine gute Nahrungsaufnahme und Verdauung zu gewährleisten. Es ist auch nicht richtig, zuwenig zu essen und übermäßig zu fasten, da dann der Wind im Magen zu stark ist und sich dadurch Windkrankheiten ergeben. Wenn man zuviel ißt, werden die Kanäle für die Winde im Körper verstopft, und die Winde können nicht mehr geregelt fließen und in die Regionen im Körper gelangen, in die sie gelangen müssen. Dadurch können eine ganze Reihe von Krankheiten auftreten. Wenn die Nahrung ausgewogen ist und im richtigen Maß zu sich genommen wird, führt das dazu, daß die Verdauungswärme in einem korrekten Maß vorhanden ist, daß die essentiellen Nährstoffe aus der Nahrung aufgenommen und dem entsprechenden Gewebe zugeführt werden können, daß die Verdauung gut funktioniert und auch Stuhlgang und Wasserlassen ohne Schwierigkeiten vor sich gehen. Jeder muß selbst darauf achten, die Nahrung so zu sich zu nehmen, daß sie den eigenen Elementen entspricht.

Die Lehre geht davon aus, daß sowohl die äußere Natur,

wie auch der menschliche Organismus aus den gleichen Grundelementen geschaffen sind. Diese äußeren Elemente führt man sich durch die Nahrung zu, und dann muß man sie so zu sich führen, daß das Verhältnis der Elemente einander entspricht und man genau das zu sich nimmt, was für die inneren Elemente des Organismus nötig ist.

Die Nahrung, die man zu sich nimmt, wird klassifiziert in sechs Geschmacksrichtungen: süß, sauer, bitter, scharf, salzig und herb. Sie werden noch einmal aufgeteilt in viele Unterarten, z. B. 108 Arten von Süßem. Ähnliches gilt für die anderen Geschmacksrichtungen. Sie repräsentieren bestimmte Zusammensetzungen der äußeren Elemente und werden alle benötigt für den Körper; das bedeutet, daß man sie in einem ausgewogenen Verhältnis zu sich nehmen muß. Wenn man auf das achtet, was man ißt, auf seine Eßgewohnheiten, hat das sehr positive heilsame Auswirkungen auf den eigenen Körper und die Gesundheit.

Nach meiner Erfahrung in Sikkim trinken die Menschen teilweise sehr viel scharfen Alkohol oder Schnaps, und das hat sehr negative Auswirkungen. Schnaps besteht hauptsächlich aus dem Geschmack scharf, vorherrschend scharf, der im Körper das Element Feuer repräsentiert, d. h., daß dem Körper sehr viel Hitze zugeführt wird, was sich sehr negativ auf die Leber und auf die Galle auswirkt und zu übermäßiger Hitze und zu Fieber führen kann. Das ist ein Beispiel dafür, daß man durch eine bestimmte Nahrung zu viel von einem Geschmacksstoff, in diesem Falle scharf, zu sich nimmt, der ein ganz bestimmtes Element repräsentiert. Das führt zu einem Ungleichgewicht der Elemente im Körper und dadurch zu Krankheiten.

Ein anderes Extrem ist, daß zu viel Süßes gegessen wird. In einem anderen Gebiet in Indien essen die Menschen viel Zucker, viele Süßigkeiten, aber auch viele süße Früchte, wie

Mango usw., was nach meiner Erfahrung zu entsprechenden Krankheiten führt. Süß repräsentiert die Elemente Wasser und Erde oder Flüssigkeit und Festigkeit. Schleim hat die gleichen Qualitäten, d. h., durch zu viel Süßes wird der Schleim über die Maßen gesteigert, das Schleimniveau wird zu hoch, was dann zu verschiedenen Krankheiten führt, z. B. zu hohem Zuckeranteil im Blut, zu diabetischen Krankheiten, zu einem hohen Blutanteil in der Leber. Das sind Beispiele dafür, daß bestimmte Geschmacksrichtungen, exzessiv zu sich genommen, zu einem Ungleichgewicht in den Körpersäften und den inneren Elementen führen und Krankheiten nach sich ziehen.

Das andere Extrem wäre, daß man bestimmte Geschmacksstoffe ganz auslassen würde und damit den inneren Körpersäften und Elementen nicht die entsprechenden Elemente aus der äußeren Umgebung durch die Nahrung zuführte, was auch wieder ein Ungleichgewicht und Krankheiten nach sich ziehen würde. Es wäre falsch, süße oder scharfe Geschmacksstoffe völlig aus seiner Nahrung wegzulassen. Andere essen zuviel Fleisch. Es gibt Menschen, die jeden Tag ein Kilo Fleisch essen, teilweise auch noch mit viel Fett durchsetzt, was dann dazu führt, daß der Fettanteil im Blut zu hoch wird und die Blutgefäße verstopft werden, was wiederum zu Herz- und Zirkulationskrankheiten führt. Andere essen zuviel Rohes, viel Ungekochtes, was dazu führt, daß der Fettanteil im Blut zu hoch wird, was zu Herzattacken führen kann.

Man kann also sagen, die eigentlichen, besonderen Ursachen für Krankheit sind Gier, Haß und Verblendung. Wenn sie mit entsprechenden Umständen zusammentreffen, entstehen tatsächlich je nachdem Wind-, Galle- oder Schleimkrankheiten. Die Umstände werden geschaffen durch die äußere Umgebung, wie man sie durch die Nahrung zu sich nimmt. Selbst wenn Ursachen vorhanden sind in Form von Wind, Galle, Schleim und weiter zurückliegende Ursachen in Form von Gier, Haß und Verblendung, aber die entsprechenden Umstände für das Auftreten einer Krankheit nicht vorhanden sind, dann kann die Krankheit nicht entstehen. Wenn man z. B. ein Samenkorn hat, dann ist das Samenkorn die Ursache für die Pflanze, aber das Samenkorn fängt erst an zu sprießen und zu wachsen, wenn man es mit entsprechenden Wachstumsbedingungen zusammenbringt, wie eine nährstoffreiche Erde, Feuchtigkeit und Wärme. Ebenso ist es im Falle von Krankheiten. Erst wenn man den drei Ursachen Wind, Schleim und Galle in Form von verkehrter, unausgewogener Nahrung die Umstände hinzufügt, dann entstehen daraus die verschiedenen Krankheiten:

Es werden nach einer Klassifizierung 1600 Krankheiten voneinander unterschieden. Es gibt auch andere Klassifizierungen in 1200 Krankheiten und eine in 800 Krankheiten. Es gibt also eine Vielzahl von Krankheiten, die jetzt nur zusammenfassend genannt worden sind als Wind-, Galle- und Schleimkrankheiten.

Ich möchte gern selbst über mein eigenes Leben kurz etwas sagen, was sicher auch von Belang und interessant ist. Ich bin jetzt 69 Jahre alt, 1923 geboren. Von diesen 69 Jahren habe ich 21 Jahre im Gefängnis verbracht. Daß ich in ein chinesisches Gefängnis gekommen bin und dort 21 Jahre gefangen gehalten wurde, hat den folgenden Hintergrund:

Die Geschichte Tibets wird schriftlich zurückgeführt bis auf das Jahr 127 vor unserer Zeitrechnung. Von da an gibt es Belege für einen tibetischen Staat unter verschiedenen Königen. Im Laufe dieser Geschichte war Tibet immer ein unabhängiger Staat mit einer eigenen Kultur, einer eigenen

Sprache. Es hat auch viele kriegerische Auseinandersetzungen gegeben zwischen Tibet und seinen Nachbarländern. Diese gingen z. T. von Tibet aus, z. T. auch von anderen Ländern. So haben z. B. auch die Engländer versucht, Einfluß auf Tibet zu gewinnen oder auch die Mongolen. Obwohl es diese Auseinandersetzungen gegeben hat, gibt es niemals in der Geschichte Tibets irgendeine Übereinkunft darüber, daß Tibet Teil eines anderen Staates gewesen wäre. Tibet hat immer seine Unabhängigkeit bewahrt bis zum Jahre 1959, als Tibet in einer schon zehn Jahre zuvor beginnenden Entwicklung von China okkupiert worden ist. Im Jahre 1959 hat es einen Aufstand gegeben gegen diese Okkupation, an der ich mich beteiligt und auch ein Referendum unterschrieben habe, mit dem bekräftigt wurde, daß die Tibeter sich für eine eigene unabhängige Nation halten. Deshalb wurde ich dann im Jahre 1959 gefangen genommen.

Die Tibeter kämpfen seit 1959 weiter für ihre Unabhängigkeit, also schon über 30 Jahre lang. Dieser Kampf war immer ein gewaltloser Kampf. Die Tibeter haben sich – im Gegensatz zu vielen anderen Unabhängigkeitsbestrebungen – immer einem gewaltlosen Weg verschrieben. Sie haben friedvolle Demonstrationen für die Rechte der Tibeter durchgeführt, die immer wieder blutig niedergeschlagen wurden. Das eigentliche Recht, das die Tibeter hätten, wäre eine völlige Unabhängigkeit, die sie ja immer besessen haben in ihrer zweitausendjährigen Geschichte. Statt ihre Unabhängigkeit zu erhalten, die ihnen zusteht, müssen sie sogar um ihre grundlegenden Menschenrechte kämpfen. Nicht einmal diese werden ihnen zugestanden. Die Tibeter haben schon viele Petitionen in der UNO eingebracht, aber niemals die Reaktion und Unterstützung erhalten, die eigentlich angemessen gewesen wäre.

Ich denke, daß dies wahrscheinlich anders wäre, wenn es in Tibet z. B. große Ölplantagen geben würde, wie im Falle von Kuweit. Da das nicht der Fall ist, ist das Interesse entsprechend gering. Es gibt zwar viele Lippenbekenntnisse für die Menschenrechte in der Welt auf verschiedenen Konferenzen, auch innerhalb der UNO, aber die Tibeter warten bis heute auf einen Beweis, daß diese Aussagen auch in die Tat umgesetzt werden. Sie fühlen sich teilweise verkauft und verlassen vom Rest der Welt, was sie sehr enttäuscht und traurig macht. Sie wollen trotzdem die Hoffnung nicht aufgeben, daß sie auf diesem Weg der Gewaltfreiheit doch noch zu ihren Rechten kommen. Sie sind in einer Situation, in der ihnen nicht einmal die grundlegenden Menschenrechte zugestanden werden, wo ihr eigentliches Ziel und ihr eigentliches Recht doch die Unabhängigkeit ihres Landes ist.

Es kommen heutzutage schon recht viele Menschen nach Tibet, meistens Touristen, auch einige Journalisten. Das erfüllt die Tibeter einerseits mit Freude, andrerseits auch mit Enttäuschung. Mit Freude, da es nur durch die Touristen und Journalisten gelungen ist, überhaupt etwas von der Situation in Tibet an die Weltöffentlichkeit zu bringen. Die Tibeter haben die Empfindung, wenn Menschen aus anderen Ländern zu ihnen kommen, z. B. als Touristen, daß diese dann die Situation sehen, sie bekannt machen und die Tibeter als Freunde unterstützen können. Und sie haben die Hoffnung und Erwartung, daß es freundlich gesinnte, wahrheitsliebende Menschen sind, die sie unterstützen. Andrerseits erfüllen sie diese Besucher auch mit einer gewissenen Traurigkeit und Enttäuschung, weil sie vermissen, daß sich dieses auch in Taten äußert. Sie sehen, daß im Ausland sehr viel über Menschenrechte gesprochen wird, daß diese immer sehr hoch gehandelt werden, gleichzeitig aber haben sie das Gefühl, keinerlei konkrete Unterstützung von entscheidender Stelle, wie der UNO, den Regierungen usw. zu erhalten. So haben sie eine Mischung aus einem freudigen, hoffnungsvollen Gefühl und auch ein Gefühl der Enttäuschung und der Hoffnungslosigkeit. Ich bitte Sie, diese Gedanken mitzunehmen und in ihrem Gedächtnis zu bewahren.

Ich möchte jetzt aufhören, und es ist jetzt noch einige Zeit, um Fragen stellen zu können.

Frage: Wieso führt der Genuß von zuviel roher Nahrung zu Fettleibigkeit?

Antwort: Es kann sein, daß durch zuviel Rohes, eben zuviel Wasseranteil in der Nahrung der Schleimanteil anwächst und über die Maßen zunimmt, was sich besonders auswirkt auf Fettleibigkeit, weil der Fettanteil im Blut zu hoch wird.

III.
Spirituelle (karmabedingte) und körperliche Krankheitsursachen

Ich möchte zuerst einen kurzen Abriss über die Geschichte der tibetischen Medizin geben und dann zum eigentlichen Thema kommen, der tibetischen Medizin und der Bedeutung des Geistigen.

Die Geschichte der tibetischen Medizin reicht etwa 2000 Jahre zurück. Sie beginnt unter der Herrschaft des tibetischen Königs Nya-Tri Tsenpo[15], im Rahmen der Bön-Religion. Dann entwickelte sie sich weiter unter dem Regime des tibetischen Königs Lha-Tho-Thori Nyentsen[16]. Es wurden schon damals wichtige Schriften der indischen Medizin ins Tibetische übertragen. Weitere tibetische Werke über Medizin begannen mit der Herrschaft des Königs Song Tsen Gampo[17]. Zu jener Zeit wurden Erfahrungen verschiedener Traditionen in Tibet zusammengetragen aus Indien, China und aus Persien. Im neunten Jahrhundert unter dem König Tri Song Detsen[18] wurde eine große Konferenz über Medizin in der Provinz Tsang abgehalten, an der neun tibetische Ärzte teilnahmen und neun Ärzte aus angrenzenden Regionen Zentralasiens: aus China, der Mongolei, aus Afghanistan, Kashmir, Persien, Nepal. Zu jener Zeit, im neunten Jahrhundert wurden auch viele Schriften aus dem indischen Heilsystem und aus der chinesischen Heilkunde übersetzt. Später, besonders unter dem König Langdarma[19], war eine Weiterentwicklung der tibetischen Medizin sehr schwierig. Die wichtigsten Schriften zu jener Zeit waren die, die auf den Konferenzen zusammengetragen wurden, besonders auf einer Konferenz in Samye[20]. Ein ganzes Stockwerk in Samye war gefüllt mit diesen Schriften.

Am Anfang des zwölften Jahrhunderts gab es einen weiteren großen tibetischen Mediziner, Yuthok Yontan Gonpo der Jüngere[21], der die verschiedenen Schriften noch einmal zusammenfaßte und systematisierte. Er brachte die vier medizinischen Tantras[22] heraus, die insgesamt aus 156 Kapiteln bestehen. Dort werden 1600 Krankheiten klassifiziert und 2993 Heilmittelzutaten erklärt. Außerdem wird die Entwicklung in der Vergangenheit bis zum Zeitpunkt der Zusammenstellung dargestellt, welche Krankheiten bis dorthin aufgetreten waren und wie sie zu behandeln sind. Es wurde auch die Frage nach der zukünftigen Entwicklung gestellt. Dieser Frage wurden 18 Kapitel gewidmet.

In diesen 18 Kapiteln wird erklärt, daß sich in Zukunft Veränderungen ergeben würden in der Gesellschaft, in der Umwelt, der Lebens- und Denkweise der Menschen. Es wird gesagt, daß viele neue chemische Substanzen hergestellt werden würden, teilweise neue Gifte auftreten würden. Die Medizin müßte darauf eine Antwort haben und auch darauf eingehen[23]:

Das System geht davon aus, daß die Stoffe, die sich in der natürlichen Umgebung befinden, die man in Form von Nahrung und Medizin zu sich nimmt und die Stoffe, aus denen der Körper aufgebaut ist, grundsätzlich gleicher Natur sind. Es besteht eine gegenseitige Abhängigkeit und deshalb ist es besonders wichtig, die Gesundheit immer im Zusammenhang zu sehen mit der natürlichen Umwelt und der Nahrung, die daraus genommen wird. Die Lebensfähigkeit des menschlichen Organismus ist abhängig von einer förderlichen, gesunden Umwelt und Nahrung. Es wird erklärt, daß die zukünftigen gesellschaftlichen Entwicklungen einerseits einen Fortschritt bringen würden auf verschiedenen Gebieten, und die Menschen mehr Wohlergehen und Komfort schaffen würden, daß aber andererseits damit auch neue Probleme und Substanzen, die z. T. giftiger Natur sein würden, einhergehen. Damit wäre auch das Auftreten neuer Krankheiten verbunden.

Was das Wohlergehen angeht bzw. die Überwindung von Krankheit, so muß man unterscheiden zwischen körperlichem und geistigem Wohlergehen. Um körperliches Wohlergehen herzustellen und körperliche Krankheiten zu beseitigen, ist das wesentliche Mittel die Medizin. Um geistiges Wohlergehen herbeizuführen, ist das wesentliche Mittel die Religion oder Dharma. Was das geistige Leid und andererseits das geistige Wohlergehen angeht, wird erklärt, daß geistiges Leid im wesentlichen von den drei Geistesgiften Haß, Gier und Verblendung stammt, die letztlich alle auf Unwissenheit zurückzuführen sind. Um das zu verdeutlichen folgendes Beispiel:

Es mag sein, daß man einen anderen Menschen ganz und gar in einem positiven oder attraktiven Licht betrachtet, das über das wirkliche Maß hinausgeht. Das würde dann zu einem Anhaften oder einem Anhängen an diesen anderen Menschen führen. Das ist eine Einstellung, die von Begierde bestimmt ist. Andrerseits mag es sein, daß man einen Menschen völlig negativ betrachtet, daß man denkt, er würde nur schlecht sein, er hätte gar keine positiven Seiten. Damit einhergehen würde eine tiefe Abneigung. Das wäre die Seite des Hasses. Beides hängt damit zusammen, daß man verblendet ist, d. h. unwissend über die eigentliche Situation, den eigentlichen Zustand des anderen. Diese Leidenschaften Gier, Haß und Verblendung führen zu Taten, die ihre Wirkungskraft ausüben. Sie bestimmen z. B. die Form der Wiedergeburt und sind wesentliche Ursachen für alles, was man im Leben an Glück und Leid erlebt. Abhängig davon, ob der eigene Geist diszipliniert und ausgeglichen ist oder ob der Geist unausgeglichen und undiszipliniert ist, begeht man die verschiedenen positiven oder negativen Handlungen oder Karmas, die dann später ihre Wirkung entfalten. So heißt es, daß diese vielfältige Welt aus Karma entstanden sei, das ist eine buddhistische Aussage.

Wir sehen, daß Menschen in ganz unterschiedlichen Verhältnissen geboren werden, einige in klimatisch ausgewogenen Gebieten, andere in sehr heißen oder sehr kalten Gebieten. Es gibt ein Ungleichgewicht zwischen Armen und Reichen. Eine wesentliche Ursache dafür ist das Karma, die Handlungen, die die einzelne Person in der Vergangenheit angesammelt hat. Es wird erklärt, daß jemand, der einen ausgeglichenen und disziplinierten Geist hat und heilsame Handlungen durchführt, entsprechend auch eine glückliche Zukunft zu erwarten hat. Ein Mensch, der liebevoll und mitfühlend zu anderen ist, der versucht, anderen zu helfen und zu dienen, wird dadurch sehr gutes und sehr positives Karma ansammmeln, was zu einer angenehmen und förderlichen Wiedergeburt führen wird. Ein Mensch, der unter starkem Einfluß von Leidenschaften steht, wie Gier oder Haß, Neid, Stolz usw. wird entsprechend viele negative Handlungen sammeln, die dann Ursachen sind für eine leidvolle zukünftige Existenz. Es ist nicht möglich, daß etwas ohne spezifische Ursachen entsteht. Auch das Glück und das Leid, das entsteht, hat vielfältige Ursachen. Es kommt nicht aus Zufall zustande oder ohne Ursachen, sondern entsteht aus den jeweiligen spezifischen Ursachen und verschiedensten Umständen. Deshalb ist es nötig, den eigenen Geist zu disziplinieren und die Gegenmittel der verschiedenen negativen Geisteszustände wie Gier, Haß usw.

anzuwenden. Das Wichtigste dabei ist, daß man sein eigenes Glück und Leid nicht in den Vordergrund rückt oder hintenanstellt, daß man bereit ist, Schwierigkeiten auf sich zu nehmen, um Positives zu bewirken und anderen zu helfen.

Um von einer Begebenheit zu berichten: In Tibet habe ich viele Lamas und Geshes erlebt, die in Gefangenschaft waren, die aber durch diese sehr negativen Verhältnisse doch nicht ihre innere Ruhe und Ausgeglichenheit verloren haben. Sie hatten sehr schlechte Behausung, minderwertige Nahrung, lebten unter sehr schlechten Lebensverhältnissen. Trotzdem verglichen sie sich mit dem heiligen Milarepa[24] und sagten, daß er in der Einsamkeit, in einer Höhle lebte, er hatte nicht einmal das bißchen Nahrung, das sie jetzt hätten. Viele dieser Meister sagten, daß sie sich nicht wie in einem Gefängnis fühlten, sondern wie in einer Klausurzelle. So gaben sie ein deutliches Beispiel ab, wie man mit einem disziplinierten Geist selbst äußerst ungünstige Verhältnisse meistern kann, ohne daran geistig Schaden zu leiden. Jemand, der auf diese Weise auch schwierige Verhältnisse überstehen kann und sein eigenes Leid nicht in den Vordergrund stellt, sondern es freiwillig auf sich nehmen kann, wie diese Geshes und Lamas in chinesischer Gefangenschaft, zeigt, was ein disziplinierter Geist ist. Wenn jemand andererseits das Bild eines religiösen Praktizierenden abgibt, solange er genügend zu essen und gute Kleidung hat, dann aber anfängt zu klagen und zu jammern, wenn es ihm schlechter geht und die religiöse Praxis dann nicht mehr übt, dann gibt er allerdings ein schlechtes Bild ab. Das ist ein Zeichen dafür, daß der Geist noch nicht wirklich diszipliniert worden ist.

Das Wichtigste bei der Übung von Dharma oder Religion ist, daß man versucht, anderen zu helfen, daß man mitfühlend und liebevoll ist. Wenn man das nicht kann, sollte man zumindest andere nicht verletzen oder schädigen. Das ist die untere Stufe. Wenn man sich so verhält, schafft man die wirkliche Grundlage für inneren Frieden, für Ausgeglichenheit, für geistige Gesundheit, für geistiges Wohlergehen.

Nach dem Geistigen kommen wir jetzt auf das Körperliche. Auch dort werden für Krankheiten als eigentliche Ursachen wiederum Gier, Haß und Verblendung erklärt, die wiederum allesamt auf Unwissenheit basieren. Diese Leidenschaften führen dann zu Störungen in dem Haushalt von Wind, Galle und Schleim, den sogenannten drei Körpersäften.

Was sind nun diese Körpersäfte? Was ist Wind, als erster dieser drei Körpersäfte? Das hat mit der Entstehung eines Menschen im Mutterleib zu tun. Etwa in der fünften, sechsten und siebten Woche des Embryos entwickelt sich ein inneres System von drei Bahnen oder drei Gefäßen. In dieser Zeit entwickelt sich vom Nabel her ein sogenannter roter Kanal, die Hauptarterie, die sich zum Herzen hin entwikkelt und dann weiter zum Gehirn. Das ist der Beginn der sogenannten roten Lebensader, d. h. der Hauptschlagader im Körper. Die Natur dieser Schlagader ist die Bewegung, sie transportiert im wesentlichen die Bewegungsenergie im Körper und wird als Wind bezeichnet. Sie verläuft auf der linken Seite des Körpers und ist verbunden mit den sechs Hohlorganen und den fünf Vollorganen im Körper und transportiert dorthinein auch die Bewegungsenergie und das Blut. Wir wissen, daß das Herz schlägt, das ist etwas, was wir deutlich fühlen können und den Puls können wir fühlen. Was wir aber nicht fühlen können, ist, daß dieses System der Arterien auch in die inneren Organe geht.

Auch beginnt in dieser sechsten, siebten Woche das System der schwarzen oder dunklen Gefäße im Embryo und bildet sich im ganzen Körper aus. Nach dem tibetischen System transportieren diese im wesentlichen die Wärme im Körper. Die verschiedenen Arten der Körperwärme, die für die verschiedenen Körperfunktionen benötigt werden, werden einheitlich als Galle bezeichnet.

Eine dritte Bahn ist die Bahn der weißen Gefäße, das sind die Nervenbahnen. Der weiße Lebensnerv bildet sich etwa in der siebten Woche im Embryo aus. Während die roten und dunklen Kanäle vom Nabel heraufwachsen ins Herz und in den Kopfbereich, geht umgekehrt der weiße Strang vom Gehirn herunter durch die Wirbelsäule weiter nach unten.

Es gibt vier Nervenbahnen, die aus der Mitte des Gehirns herunterziehen, durch den Halsbereich und einmal zum Herzen gehen und einmal zum Darm. Sie sind hauptsächlich in Verbindung mit den Winden und der Bewegung im Körper.

Dann gibt es weiter vier Nerven, die auch aus dem Gehirn herabgehen und mit den Vollorganen verbunden sind. Sie sind hauptsächlich mit der Körperwärme verbunden, d. h. mit der Galle, sie transportieren hauptsächlich die Hitzeenergie.

Ferner gibt es vier Nerven, die vom Gehirn herunter zu den Hohlorganen verlaufen. Sie sind mehr flüssiger Natur und wichtig für den Flüssigkeitshaushalt. Die Flüssigkeiten im Körper werden ja als Schleim bezeichnet.

Dann gibt es einen weiteren Hauptnerven, der sowohl für Wind, wie auch für Schleim, wie auch für Galle wichtig ist. Er geht vom Gehirn zum Herzen und dann weiter bis zur Samenblase bzw. zum Eierstock. Das sind die sogenannten inneren Nerven, die zu den inneren Organen gehen.

Es gibt andere Nerven, die mehr an der Oberfläche des

Körpers verlaufen: Zwei Nerven, die rechts und links durch den Hals gehen, an den Schulterblättern entlang und sich außen am Oberarm fortsetzen bis in die Hände, das sind die sogenannten «Jache» oder handlungsausführenden Nerven. Dann gibt es zwei weitere Nerven, die heißen «Phuguchen», das sind die Hohlnerven. Sie gehen vom Hinterkopf rechts und links von den Halswirbeln herunter über den Rückenbereich bis zum Steißbein einerseits, aber auch in die Beine. Dann gibt es zwei Nerven, wieder rechts und links, die heißen «Ratna» oder etwa «kostbare Nerven», die gehen rechts und links jeweils vor dem Ohr herunter, setzen sich dann fort am Schlüsselbein und gehen an der Innenseite der Arme bis in die Hände.

Das sind insgesamt 19 Nerven, verbunden mit den inneren Organen, mit den Gliedmaßen usw. Diese sind wesentlich verantwortlich dafür, daß der Körper sich bewegen kann, daß er Handlungen ausführen kann und sie sind auch für die Empfindungen im ganzen Körper wichtig. Der Hauptnervenstrang, der in der Wirbelsäule selbst vom Gehirn heruntergeht, wird auch als der zentrale Lebensnerv bezeichnet oder der Lebensnerv, «der wie eine Mutter ist». Wenn an diesem Nerv z. B. eine Krankheit oder eine Verletzung auftritt, dann ist das gesamte Nervensystem geschädigt, und es ist auch nicht möglich, die anderen Nerven, das übrige Nervensystem zu heilen. Dann gibt es weitere kleinere Nerven, die verstreut sind, wie z. B. im gesamten Gesichtsbereich, am Kinn und zwischen Oberlippe und Nase, im Schläfenbereich, an den Augen usw., die für die Funktionen im Gesichtsbereich und das Öffnen und Schließen der Augen wichtig sind.

Wenn von den drei Körpersäften Wind, Galle und Schleim gesprochen wird, so ist die wesentliche Natur des Windes die Bewegung. Wenn von Galle gesprochen wird, dann ist damit die Körperwärme gemeint, nicht die Gallenblase, sondern die verschiedenen Arten von Hitze oder Wärme im Körper, z. B. die Wärme, die nötig ist für die Verdauung, die für die Säurebildung verantwortlich ist. Um diese Wärme im Körper zu halten oder zu transportieren, sind die dunklen Bahnen oder Venen notwendig. Unter Schleim werden die verschiedenen Flüssigkeiten im Körper verstanden. Für den Flüssigkeitshaushalt im Körper sind im wesentlichen die weißen Gefäße, die Nervenbahnen, die 13 inneren und sechs äußeren Nervengefäße notwendig. Es wird gesagt, daß das Element der weißen Gefäße das des Wassers, der Flüssigkeit, des Schleims ist.

Dieses System der roten, dunklen und weißen Gefäße oder Schlagadern, Venen und Nerven durchzieht den ganzen Körper mit Hauptstämmen und Verästelungen und ist verbunden mit den inneren Organen, den sechs Hohl- und fünf Vollorganen. Um ein Bild zu geben: Diese drei Arten von Gefäßen sind die Stämme und Zweige, und die inneren Organe sind wie Früchte, die an den Zweigen wachsen. Wichtig daran ist, daß der Haushalt von Wind, Galle und Schleim in einem richtigen Verhältnis ist und auf dem angemessenen Niveau bleibt. Wenn z. B. das Windniveau zu hoch oder zu niedrig ist, dann kann es zu Störungen im Organismus kommen. Das gleiche gilt für das Niveau von Galle und Schleim. Ist es gestört, dann führt das zu Krankheiten.

Nun fragt man sich, wie man den Haushalt der Körpersäfte auf dem geeigneten Niveau hält, so daß sie weder zu hoch oder zu stark, noch zu schwach sind. Das wird im wesentlichen durch die geeignete Nahrung und Verhaltensweise gewährt. Der Organismus ist abhängig von den Elementen, die wir in der Natur vorfinden und die wir durch die Nahrung aufnehmen. Unser Körper ist aus den gleichen Elementen geschaffen. So müssen wir durch die Nahrung die verschiedenen Stoffe so aufnehmen, daß sie auch förderlich sind für den inneren Organismus. Auch durch eine angemessene Verhaltensweise bewirken wir, daß diese Körpersäfte auf dem geeigneten Niveau und in einem ausgewogenen Verhältnis zueinander bleiben.

Die verschiedenen Nahrungsstoffe nehmen wir durch die Nahrung auf, die sechs verschiedene Geschmacksrichtungen enthalten sollte. Jeder Geschmacksstoff repräsentiert bestimmte Elemente. Diese sechs Geschmacksarten sind süß, sauer, salzig, scharf, bitter und herb. Die Nahrung enthält diese verschiedenen Geschmacksstoffe, einige stärker, einige weniger, aber insgesamt sollten wir darauf achten, daß sie in einem ausgewogenen Verhältnis durch die Nahrung aufgenommen werden. Wenn das geschieht, dann führt das dazu, wie es in den Schriften heißt, daß der Körper stark ist, daß die Organe normal arbeiten. Es kommt zu einer guten Ausstrahlung, einem guten Aussehen des Menschen, einem langen Leben, insgesamt zu einem körperlichen Wohlergehen. Diese Geschmacksstoffe setzen sich aus den verschiedenen Elementen zusammen, z. B. repräsentiert süß die Elemente Erde und Wasser, ähnliches gilt für die anderen fünf Geschmacksstoffe. Es kann jetzt hier nicht alles erklärt werden. Diese Geschmacksrichtungen haben dann wieder Unterarten. So wird süß allein nochmal in 108 Unterarten aufgeteilt.

Es ist wichtig, daß eine medizinische Behandlung unterstützt wird von einer gesunden Eßgewohnheit und Verhaltensweise, die die medizinische Behandlung fördert. Eine Krankheit muß überwunden werden von drei Gegenmitteln: der Medizin, der Nahrung und der Verhaltensweise und nicht nur etwa durch die Medizin. Wenn z. B. jemand sehr viel Alkohol trinkt, so schadet das der Leber. Wenn zuviel Süßes gegessen wird, kann eine Zuckerkrankheit entstehen. Wer sehr viel Fettes zu sich nimmt, wird Probleme mit der Verdauung bekommen, die Nahrungsstoffe werden nicht vom Muskelgewebe aufgenommen, sondern gehen gleich in das Fettgewebe über. All das rührt daher, daß man die Nahrung nicht in einer angemessenen Menge zu sich nimmt und auch nicht die verschiedenen Geschmacksarten in einem ausgewogenen Verhältnis repräsentiert werden. Wenn die Nahrung zu wenig ist, dann führt das zu schwacher Energie und zu sogenannten Windkrankheiten. Nimmt man andererseits zuviel Nahrung zu sich, dann gibt es auch Schwierigkeiten mit dem Wind und dem Schleim, was dann zu Blockaden in der Blutzirkulation führen kann, die Nahrung wird nicht richtig verdaut und man wird dick, was als trügerische Wohlbeleibtheit bezeichnet wird. Außerdem kann zuviel Nahrung zu Zuckerkrankheit oder Krebs führen. Nimmt man die Nahrung in ausgewogener Menge zu sich, so führt das dazu, daß man sich körperlich wohl fühlt, daß man sich leicht fühlt, daß man sich leicht bewegen kann, daß man stark ist, daß Verdauung und Ausscheidung gut funktionieren.

IV.
Die Pulsdiagnose in der tibetischen Medizin

Ich bin gebeten worden, heute hauptsächlich über die Diagnose in der tibetischen Medizin zu sprechen.

Wenn man über die Diagnose spricht, muß man zuerst etwas wissen über den Aufbau des Körpers entsprechend der tibetischen medizinischen Lehre. Wenn man den Körperaufbau und die Körperfunktionen im normalen, nicht krankhaften Zustand kennt, dann ist es auch relativ einfach, verschiedene Krankheiten zu erkennen, die als Wandlung oder als Verlassen des normalen Zustandes beschrieben werden. Das Wesentliche oder das Primäre in der tibetischen Diagnose ist das Pulsfühlen. Dazu muß man zuerst den Verlauf der verschiedenen Blutgefäße und auch der Nervenbahnen kennen und wissen, wie die Arterien, die Venen und die Nervenbahnen im Körper verlaufen. So gibt es sogenannte rote und schwarze Gefäße, was in der westlichen Medizin den Arterien und Venen entspricht. Da gibt es zwei Hauptarterien und -venen, jeweils eine in der Mitte des Körpers, die zum Herzen gehen und von dort wieder abführen, die auch mit den verschiedenen Organen in Verbindung stehen. Die Organe werden hauptsächlich in sechs Hohlorgane und fünf Vollorgane unterschieden. Die verschiedenen Blutgefäße haben Verbindung mit den Organen, so z. B. jeweils eine Arterie, ein roter Kanal zu der rechten und linken Niere und auch ein schwarzer Kanal jeweils zur rechten und linken Niere. So ist die Blutzirkulation mit der Niere und entsprechend ebenfalls mit den anderen Organen verbunden, was dem Arzt ermöglicht, über den Puls Störungen in den Organen zu ertasten. Dann gehen diese beiden Hauptarterien und -venen weiter, zweigen sich auf in den rechten und linken Oberschenkel und gehen dann in die Beine. Weiter nach oben gehen nun die Hauptarterie und -vene in das Herz und aus dem Herzen wieder heraus über die oberen Körperregionen in den Hals, in den Schädel, den Kopfbereich und auch in die Arme. Eine weitere Arterie geht hinauf in den Kopf, in das Gehirn und auch eine Vene. Außerdem gehen Gefäße vom Herzen in die Lunge. Arterien und Venen laufen immer parallel. So gehen vier Gefäße in die vier Herzkammern, zwei rote und zwei schwarze. In den roten Kanälen, den Arterien, wird die Blutzirkulation vorangetrieben.

Durch die Energie des Windes oder die Kraft des Windelementes pulsiert das Blut durch den gesamten Körper mit der Funktion, das Blut zu reinigen. Durch die Lungen, das Herz und die verschiedenen Organe wird gereinigtes Blut dem Körper zugeführt. So geht Blut und damit auch Windenergie in alle Körperregionen und in alle Organe. Durch das Pulsfühlen ist der Arzt in der Lage, den Zustand der Organe zu ertasten. In einem gesunden Zustand muß während einer Atmung, das heißt Einatmen, Anhalten, Ausatmen, das Herz fünfmal schlagen. Wenn es mehr Schläge sind, weist das auf eine Krankheit hin. Wenn der Puls andererseits absinkt, kann das ebenso zu Krankheiten führen. Es wird in den medizinischen Schriften erklärt, daß das Blut wie in Wellen durch die verschiedenen Organe zirkuliert, wie auf dem Ozean eine Welle auf die andere folgt, so geht das Blut durch die verschiedenen Organe.

Der Arzt ertastet 43 verschiedene Pulse, die auch zu zwölf verschiedenen Pulsen zusammengefaßt werden können. Man kann auch zunächst zwei unterscheiden, den heißen und den kalten Puls. Dazu gibt es dann viele Untereinteilungen. Die Art des Pulses hängt von dem Zustand der Organe ab. Der Wind, der mit dem Blut durch die Gefäße geht, nimmt eine bestimmte Form oder Gestalt an, die vom Arzt mit dem Puls ertastet werden kann. Man sagt, der Puls oder das Gefäß wird gefühlt, aber es wird natürlich nicht das Gefäß gefühlt, sondern die Bewegung, die Energie, die Gestalt und Ausprägung des Windes. Es ist, als wenn man ein klares Wasser hat und tut verschiedene Farbstoffe hinein, dann lösen sich die Farbstoffe auf und je nach Auflösung nimmt das Wasser eine bestimmte Färbung an. Die Farbstoffe wären jetzt zu vergleichen mit den Organen in ihrem spezifischen Zustand, den sechs Hohl- und den fünf Vollorganen. So wie die Farbstoffe dem Wasser die Farbe verleihen, so verleiht der Zustand der Organe dem tastbaren Puls seine spezielle Ausprägung, seine Gestalt.

Das Nerven- und Gefäßsystem des Organismus sollen in einem normalen Zustand sein, damit der Arzt richtig tasten kann und das am besten morgens. Abends ist es schwieriger, da durch die Geschäftigkeit des Tages das Gefäßsystem nicht mehr in seinem normalen Zustand ist, auch durch die Nahrungsaufnahme beeinflußt ist. Am deutlichsten läßt sich der Puls morgens in nüchternem Zustand ertasten. Es ist auch wichtig, daß der Arzt beim Pulsfühlen den richtigen Druck auf den Puls anwendet. Er darf nicht zu stark drücken, damit würde der Wind, die Energie, die sich im Puls äußert, unterdrückt und in ihrer Gestalt nicht mehr tastbar. Ist der Druck zu schwach, so kann die Energie in ihrer Ausprägung nicht ertastet werden.

An den verschiedenen Pulsarten kann der Arzt feststellen, welcher der drei Körpersäfte hauptsächlich zur Krankheit beigetragen hat. Ein Windpuls, also ein Puls, der auf eine Windkrankheit schließen läßt, ist einer, der schlägt, aber leicht unterdrückt werden kann. Ein Puls, der auf eine Gallekrankheit schließen läßt, ist schnell und dünn. Ein Puls, der mit Schleimkrankheiten verbunden ist, ist sehr flach und schwierig zu spüren. Dann gibt es einen Puls, der mit Krankheiten zusammenhängt, die ein Mischung aus Schleim-und Gallekrankheiten sind. Dieser Puls ist auch dünn, schwer zu fühlen und wie gedreht. Dann gibt es einen Puls, der ein Symptom ist für Krankheiten, die mit Wind und Schleim zusammenhängen. Dieser Puls wird aufgrund des fehlenden Windes als leer bezeichnet und aufgrund des Schleimzusammenhanges als langsam. Es gibt auch einen Puls, der mit Wind, Galle und Schleim zusammenhängt. Es heißt, daß der Puls angefüllt ist, einen großen Durchmesser hat. Es werden bei der Pulsdiagnose drei Finger benutzt und es wird auch noch unterschieden, in welchem Finger der Puls auf welche Art gespürt wird. Bei Krankheiten, die mit Wind, Galle und Schleim zusammenhängen, wird mit dem mittleren Finger kaum ein Puls gespürt, sondern nur mit dem Zeigefinger und dem Mittelfinger.

Dann gibt es z. B. einen Puls beim Aufstoßen durch zuviel Magensäure, einer Schleimkrankheit, die hauptsächlich mit der Leber, dem Magen und dem Dickdarm zusammenhängt. Er ist dann im mittleren Finger sehr schwach, was auf eine Funktionsstörung der Leber hinweist.

Es gibt somit einmal drei Pulse, die isolierte Pulse genannt werden, d. h., sie hängen zusammen mit Krankheiten, die auf ein Ungleichgewicht nur eines der drei Körpersäfte zurückzuführen sind. Dann gibt es Pulse, die auf ein Ungleichgewicht von je zwei Körpersäften zurückzuführen sind, einmal Wind-Schleim und einmal Galle-

Schleim. Eine sechste Art hängt mit allen drei Körpersäften zusammen. Diese sechs Hauptarten werden weiterhin unterteilt in 43 Unterarten.

Die Pulsdiagnose ist etwas spezifisch Tibetisches. Sie wird so weder in der chinesischen Medizin, noch in der ayurvedischen, der indischen Medizin in dieser Weise angewandt. So sagen die zwei großen tibetischen Übersetzer Tag Tsang Lotsawa[25] und Butön[26], daß es ein System sei, das hauptsächlich von zwei tibetischen Ärzten entwickelt wurde, Yuthok Yontan Gonpo, wobei es einen älteren Yontan gibt und einen jüngeren[27].

Die Pulsdiagnose ist nur ein Teil der Diagnose. Außer dem „Fühlen" muß der Arzt auch noch „Schauen". So schaut er sich die Zungenbeschaffenheit an, aber auch die Augen. Dann untersucht er auch durch Schauen und Riechen den Urin und den Stuhl oder Auswurf. Der Körper wird angeschaut und befühlt, z. B. die Festigkeit des Körpers. Auch die Haut, die Hautfarbe wird beurteilt, ob sie mehr dunkler oder heller ist, die verschiedenen Hauttönungen.

Ein weiterer wichtiger Aspekt der Untersuchung ist das Befragen des Patienten. Hauptsächlich wird gefragt, welche Nahrung er gewöhnlich zu sich nimmt, welche Eßgewohnheiten und Lebensgewohnheiten er hat. Außerdem wird die Vererbung berücksichtigt und nach den Eltern gefragt. Es wird auch nach dem Verhalten und der Lebensweise gefragt, ob jemand z. B. sehr stark körperlich arbeitet oder ob er eine Arbeit ohne körperliche Anstrengung verrichtet, ob er sich eher langsam oder schnell bewegt. Auch nach dem Denken wird gefragt: Ob er sich viele Gedanken macht, ob er Sorgen hat usw.

Außerdem wird eine Methode angewandt, in der eine bestimmte Medizin gegeben wird, um zu sehen, wie der Patient darauf reagiert. So wird etwa eine Woche lang eine Medizin gegeben, dann werden noch einmal die Pulstastung und andere Diagnosen durchgeführt. Danach wird noch einmal eine andere Medizin gegeben. Dadurch wird geschaut, ob sich noch weitere Anzeichen für eine Krankheit ergeben. Es werden auch die klimatischen Verhältnisse miteinbezogen, ob es sich um ein warmes, kaltes, trockenes oder feuchtes Klima handelt. Ebenso wird die Jahreszeit mitberücksichtigt. Ein ganz wichtiger Aspekt für den Arzt sind die Eßgewohnheiten und die Lebens- und Verhaltensweise als Auslöser für Krankheiten.

Als Behandlungsmethoden gibt es z. B. die Verabreichung von Sud, Tee oder auch Medizin in Pulver- oder Pillenform. Andere Medizinen müssen richtig ausgekocht werden. Es gibt auch eine medizinische Butter. Andere Medizinen werden verbrannt und in Ascheform aufgenommen. Andere werden gegärt, wie Bier oder Wein. Es gibt Arzneien, die mineralische Stoffe oder Metalle enthalten, Gold und Silber. Andere bestehen nur aus Pflanzen, die gekocht und als Flüssigkeit aufgenommen werden. Auch werden Öle oder Salben angefertigt und äußerlich angewendet. Andere Therapien sind Aderlass und Brennungen, Moxabustion. Es gibt Therapien, die abführend und entgiftend wirken, und Brechmittel. Es gibt auch Tropfen, Nasentropfen, Augentropfen. Sehr häufig wird auch eine bestimmte Diät verordnet, damit die drei Körpersäfte harmonisiert werden. Außerdem gibt es medizinische Bäder, z. B. in heißen Quellen oder mit Arzneien bereitete Bäder.

Es gibt 2993 verschiedene Arzneien. Davon sind dreihundert pflanzliche Stoffe: Kräuter, Früchte, Blätter. Ein wesentliches Prinzip bei der Herstellung und Anwendung von Arzneien ist, daß sie eine Kombination verschiedener Wirkstoffe enthalten. Das dahinterstehende Prinzip ist, daß man bei der Behandlung eines Organs z. B. die anderen Organe keinesfalls vernachlässigen darf. Es werden also neben dem kranken Organ alle anderen der sechs Hohl- und fünf Vollorgane behandelt. Auch ihr Zustand muß beachtet werden. Es wird gesagt, daß es, wenn man nur ein Organ isoliert behandelt, schädliche Wirkung auf die anderen Organe hat. Der Arzt muß den Organismus als Ganzes betrachten und alle Organe in seine Behandlung miteinbeziehen.

Jetzt möchte ich aufhören und Gelegenheit für Fragen geben.

Frage: Wie war die Ausbildung des Doktors?

Antwort: Früher gab es im ganzen Land Klöster. Es gab eine Kommission der Tibetischen Regierung, die regelmäßig durch die Klöster ging und Studenten aussuchte, die geeignet waren und den Wunsch hatten, Medizin zu studieren. Diese wurden dann in das Medizinische Institut in Lhasa aufgenommen. So bin ich dann mit 17 Jahren nach Lhasa gekommen. Zwölf Jahre lang habe ich dann studiert, davon acht Jahre lang besonders die Herstellung von Arzneien.

Frage: Ist Anatomie in dem Studium enthalten und lernen Sie auch an der Leiche?

Antwort: Es gibt Anatomie. An der Leiche zu lernen, das wird in der tibetischen Medizin nicht gemacht, vielmehr gab es verschiedene Ärzte, die z. B. die verschiedenen Phasen des Embryos erklärten. Es wird gesagt, daß dies durch die Kraft der tiefen Meditation einem guten Mediziner möglich ist. So heißt es auch im Buddhismus, daß durch eine Vereinigung von Konzentration und Analyse eine direkte Einsicht erlangt werden kann in Sachverhalte, die normalerweise tief verborgen sind. Durch Schulung des Geistes kann man eine bessere Einsicht erlangen, als wenn man etwas mit den Augen vor sich sehen würde. Zur Zeit des fünften Dalai Lama gab es einen Mediziner, der auch Untersuchungen an Leichen durchgeführt hat. Es wurden danach auch Bilder und Thangkas hergestellt, die jetzt noch in der Medizin benutzt werden.

Frage: Stammen die Medizinen aus Tibet?

Antwort: Die Zutaten kommen teilweise aus Tibet, was natürlich für die Exiltibeter schwierig ist. Deshalb finden sie die meisten Arzneien hoch im Himalaya. Im achten Jahrhundert hat es eine große Konferenz gegeben von Ärzten aus Zentralasien, wo die Erfahrungen und Lehren der verschiedenen Ärzte ausgetauscht wurden. Dort wurde auch über die Pflanzen und andere Stoffe aus Tibet gesprochen. Die Erfahrungen aus dieser Konferenz wurden verarbeitet und Tibet angepaßt, und so wurde die gegenwärtige Fassung der vier Tantras im zwöften Jahrhundert verfaßt. So findet man auch Arzneien aus anderen Gebieten.

Frage: Wie sieht die traditionelle tibetische Medizin heute in Tibet aus? Kann sie praktiziert werden, kann sie überhaupt überleben, kann das Wissen überleben?

Antwort: Im Jahre 1966, mit Beginn der Kulturrevolution wurde die tibetische Medizin völlig zerstört, wie auch die Klöster in Tibet zerstört worden sind, bis auf ein paar Ausnahmen. Die Hauptmedizinschule in Lhasa[28] wurde völlig zerstört, nur in einzelnen entlegenen Gebieten in Tibet konnte sich die medizinische Tradition am Leben erhalten. Alle medizinischen Schriften wurden verbrannt, größtenteils auch die Druckstöcke, bis auf einige Ausnahmen. Das Ziel der Kulturrevolution war, eine vielfache Revolution herbeizuführen. Die überlieferte Kultur sollte ausgerottet werden, die überlieferten Landessitten, die überlieferten Gewohnheiten und die überlieferten Denkweisen. Statt dessen sollten neue Kultur, neue Landessitten und neue Themen, neue Denkweisen und Gewohnheiten geschaffen werden auf der Grundlage des Marxismus-Leninismus. Der Potala wurde nicht zerstört, auch nicht die Derge-Druckerei in Kham. Dort gab es dann noch Druckstöcke für die medizinschen Schriften.

1976 wurde in Lhasa wieder ein kleines Haus, eine kleine Behandlungsstation eingerichtet für die tibetische Medizin. In den 80er Jahren nahm man den Wert und den Nutzen der tibetischen Medizin wahr, und es wurden einige Schulen und Praxen in Lhasa für tibetische Medizin eingerichtet. Es wurde dann die Schuld für die Zerstörung der Viererbande zugeschrieben, der Frau Maos und anderen, die Partei übernahm keine Verantwortung dafür. Durch den Druck der Verhältnisse, des Auslandes und der Tibeter selbst waren die Chinesen gewissermaßen gezwungen, in einem geringen Maß die Schulung und Ausübung der tibetischen Medizin zuzulassen. Es war schwierig, einen Lehrer zu finden, da im Laufe der Zerstörung schließlich nur noch 13 Ärzte in Tibet übriggeblieben waren, die auch schon sehr alt waren und z. T. in sehr entlegenen Gebieten überlebt hatten. In den letzten Jahren wurde die tibetische Medizin weiter von den Chinesen gefördert, wobei es so ist, daß dort Schulen gegründet werden, wo viele Touristen hinkommen, um die chinesische Propaganda zu unterstützen[29]. Man möchte zeigen, was man für die Entwicklung des Landes tut. Die Chinesen behaupten weiterhin, daß es sich eigentlich um einen Teil der chinesische Medizin handelt. Die Machthaber in China geben nicht zu, daß die tibetische Medizin etwas ureigen Tibetisches ist und benutzen sie für ihre eigene Propaganda.

Was nun das Exil angeht, konnte durch die Bemühungen des Dalai Lamas die Medizinschule in Dharamsala wieder aufgebaut werden, einmal als Behandlungsstätte für Tibeter im Exil, aber auch für Inder, auch eine Reihe Westler wurde dort behandelt – und als Ausbildungsstätte. Es wurden bis jetzt schon elf Klassen durchlaufen, und es sind bis jetzt 130 Mediziner neu ausgebildet worden. In Indien wurden 32 Krankenstationen errichtet, zu denen Tibeter aus den Flüchtlingssiedlungen, aber auch über 1000 Inder kommen, und im Ausland werden über 3000 Patienten behandelt. Es fehlt jedoch oftmals an der nötigen Anerkennung, was dazu führt, daß es Schwierigkeiten gibt, Arzneimittel herzustellen. Die Arzneimittelproduktion ist zurückgeblieben und kann den Erfordernissen nicht mehr nachkommen. So haben wir jetzt eine größere Bestellung für Diabetes-Medizin aus Japan, aber wir können nur einen kleinen Teil liefern, weil wir nicht die Produktionsstätten für Arzneimittel haben. So wird einerseits deutlich, daß die tibetische Medizin sehr hilfreich ist und es auch eine positive Entwicklung gibt, andererseits treten aber immer wieder auch Schwierigkeiten auf, die nicht aus eigener Kraft überwunden werden können.

Nachfrage: 13 Ärzte haben überlebt. Wieviele waren denn vorher in Tibet berufstätig?

Antwort: Ich habe keine genauen Zahlen, aber nach seiner Schätzung wird es sicher 1000 Ärzte gegeben haben[30].

Frage: Kann die tibetische Medizin bei der multiplen Sklerose helfen?

Antwort: Ich habe einige Patienten mit dieser Krankheit

behandelt. Nach der tibetischen Diagnose handelt es sich dabei aber nicht um ein einheitliches Krankheitsbild. Es gibt verschiedene Formen von Nervenkrankheiten, die anhand der Pulsdiagnose festgestellt werden können. Eine Form geht damit einher, daß es fiebrige Erkrankungen in den Nerven gibt, mit Muskelschwund, was auch als Austrocknung der Nerven bezeichnet wird. Ich habe auch Fälle von multipler Sklerose behandelt, wo die Diagnose etwas anders ausfiel. In vielen Fällen wurde Medizin gegeben, und in einigen Fällen hat die Medizin sehr geholfen. So hat er einen deutschen Patienten, der als unheilbar galt, mit Medizin behandelt, und der konnte nach kurzer Zeit wieder gehen. Ich habe ihm dann empfohlen, in ein wärmeres Klima zu wechseln, was er auch tat und zusammen mit der Medizin ist ihm inzwischen sehr geholfen. Auch in Israel habe ich eine ganze Reihe von Patienten mit Nervenkrankheiten. Die tibetischen Behandlungsmethoden scheinen besonders bei Nervenkrankheiten sehr gut zu helfen. Ich möchte aber nicht sagen, daß in jedem Falle die tibetische Medizin zur dauerhaften Heilung führt, da jede Krankheit von so vielen Umständen abhängt, die alle mit berücksichtigt werden müssen.

V.
Die Entstehung geistiger Störungen

In der tibetischen Medizin wird viel von dem lebenserhaltenden Wind gesprochen, von der Windenergie: Störungen im Windhaushalt können psychosomatische und auch geistige Störungen hervorrufen. Dabei haben Störungen des lebenserhaltenden Windes eine enge Verbindung mit dem Geist und den Gedanken des betroffenen Menschen.

Der Sitz des lebenserhaltenden Windes wird in der tibetischen Medizin folgendermaßen erklärt:

Das Herz eines Menschen hat vier Hauptkanäle, zwei an der oberen Seite und zwei an der unteren Seite. Der Kanal, durch den der lebenserhaltende Wind strömt, befindet sich in der Mitte des Herzens, die eine Verbindung zum Gehirn hat. In der Mitte des Herzens soll sich auch die ursprünglichste, reinste Flüssigkeit, der Grundstoff des Körpers aufhalten, der für jedes Wachstum des Körpers und auch für das Immunsystem zuständig ist. Diese Flüssigkeit wird auch Tropfen genannt. Es wird auch von sieben Grundstoffen des Körpers gesprochen, den eigentlichen Essenzen des Körpers. Das sind die essentiellen Nährstoffe, Blut, Fleisch, Fett, Knochen, Mark und Flüssigkeit zur Fortpflanzung, Samenflüssigkeit. Der Tropfen im Herzen wird in der Qualität des Samens dargestellt, wie auch der zur Fortpflanzung. Der reinste Tropfen in der Mitte des Herzens ist zugleich für Glanz und jede körperliche Stärke, die Ausstrahlung eines jeden Menschen zuständig.

In der Mitte des Herzens, im Tropfen, befindet sich der Wohnsitz des Bewußtseins, des Geistes, begleitet von der subtilen Windenergie, dem lebenserhaltenden Wind. Sämtliche physischen Körperstrukturen, wie auch Wachstum und Leben insgesamt, leiten sich daraus ab. Diese Flüssigkeit ist Kern und Ursprung des Körpers. Der Geist, der sich bewegt und das Ganze aktiviert, begleitet von der subtilen Windenergie, ist als der feinste und subtilste Geist zu verstehen. Er ist die Basis für sämtliche Wahrnehmungssinne. Mit den Augen werden Formen wahrgenommen, mit den Ohren Klänge und Töne, mit der Zunge Geschmack, mit der Nase Geruch. Diese Wahrnehmungsfähigkeiten sind Teileigenschaften des Geistes. Er ist die aktivierende Quelle für alle Wahrnehmungen. Die einzelnen kleinen Organismen, die die Wahrnehmungen unterscheiden können, befinden sich im Gehirn. Es sind viele Kanäle und kleine Zellen, die die Signale, welche von den Wahrnehmungsorganen kommen, aufnehmen und analysieren. Ein großer Verbindungskanal besteht zwischen Gehirn und Herz. Der subtile Geist verweilt zwischen Herz und Gehirn.

Die Entstehungsart der geistigen Störungen ist zurückzuführen auf die verschiedenen Fehler und Ungleichgewichte der Situation des Geistes und des begleitenden Windes. Wenn die fünf Wahrnehmungsorgane im Gleichgewicht stehen, wird die geistige Gesundheit und auch die körperliche Gesundheit erhalten bleiben. Ist das nicht der Fall, nehmen die Wahrnehmungsorgane Dinge war, die für den Geist und den Wind ungünstig sind, so kann eine Störung des inneren Windes auftreten, was zu einer geistigen Störung führen kann.

Manchmal haben wir zu viele Wünsche, Hoffnungen und Erwartungen, und in dem Durcheinander von Gedanken verlieren wir unsere Fähigkeit, unerwarteten Situationen standzuhalten. Dadurch wird unser Geist ebenso wie unser lebenserhaltender Wind gestört. Wir verlieren unser Glück, werden frustriert, vergeßlich und arrogant. Wir werden verzweifelt, unruhig und schlechtgelaunt. Wir atmen schwer und reden Unsinn. Der Körper zittert, wir werden geistig krank und haben keine Ruhe mehr. Das sind Symptome einer Störung des lebenserhaltenden Windes.

Zur Heilung muß man sich in der Gesellschaft lieber und verständnisvoller Freunde und Verwandter aufhalten. Daneben gibt es Arzneien und externe Therapie. Alles das muß gleichzeitig angewendet werden, wenn man jemandem helfen will, seine innere Ruhe wiederzugewinnen.

Das ist eine allgemeine Beschreibung zur Entstehung einer solchen Windstörung, die zu einer geistigen Störung führen kann. Präziser möchte ich jetzt darlegen, wie meine Erfahrungen in Tibet waren, wie die Umstände zustandegekommen sind, so daß viele Tibeter diese Störungen bekommen haben; welche Dinge sie wahrnehmen, welche Gespräche sie hören mußten an der Zeitenwende durch die chinesische Okkupation.

1959 ist die schlimme Zeit in Tibet angebrochen. Vor dem Einmarsch der Chinesen in Tibet lebten die Tibeter in enger Verbindung mit dem Buddhismus. Sie lebten ein sehr religiöses Leben, was sehr stark zu einem geistigen Wohlbefinden beiträgt. Ich habe die Erfahrung gemacht, daß vor 1959 die Tibeter geistig gesünder und glücklicher waren. Psychosomatische Störungen waren sehr selten. Dann haben sie Erfahrungen machen und Dinge sehen müssen, die negative Eindrücke auf ihre Denkensweise und ihr geistiges Kontinuum[31] hinterlassen haben. Sie haben einen Schock erleiden müssen.

Einer der Umstände, der zu solch einem geistigen Unbehagen führen kann, ist die Zeit der Hungersnöte gewesen.

Die Nahrung wurde rationiert, und fetthaltige Nahrung, die bei dem Klima in Tibet notwendig ist, haben die Tibeter lange Jahre nicht bekommen.

Zudem haben sie viele weitere Störungen erlitten. Es wurden Gehirnwäsche und Verhöre von den Kommunisten durchgeführt, zur «Beseitigung der rückständigen Struktur». Dadurch haben die Tibeter sehr gelitten, sie haben unbegründete Vorwürfe erleiden müssen. Die Chinesen haben von den Tibetern verlangt, die kommunistische Weltanschauung zu übernehmen und zu loben. Diese Gewaltanwendungen an den Tibetern haben psychosomatische Störungen ausgelöst. Es entstanden körperliche Leiden durch die Folterungen; sie wurden gefesselt, sie wurden geschlagen. Indirekt hat das ganze Volk gelitten. Ihre Freunde wurden gequält, beschimpft und eben auch z. T. zum Tode verurteilt. Sie haben sich gegenseitig gewarnt, antikommunistische Handlungen zu begehen. Diese körperlichen und geistigen Leiden könnte man als Bedingungen und Umstände bezeichnen, die diese psychosomatischen Krankheiten hervorgerufen haben.

Zwischen 1959 und 1972 haben die Chinesen massenhaft Gefangene genommen. Danach, als sie alles im Griff hatten, alles unter Kontrolle, fing die Verstaatlichung der Besitztümer der Tibeter an. Der Staat hat allen Besitz und alle Produkte zu sich genommen. Die Pferde, die Maulesel, die Esel und selbst deren Geschirre hat man dem Staat übergeben müssen, mit der Begründung, es solle eine große menschliche Familie entstehen. Das kommunistische System würde zu einer großen Verbesserung des Lebens beitragen. Es werde eine Zeit geben, in der das Volk, was es auch braucht, vom Staat bekommen wird.

Der größte Teil der Tibeter lebte als Nomaden oder Akkerbauern, und so haben sie die Felder und allen Besitz dem

Staat übergeben müssen. Die Menschen, die das Ganze beaufsichtigt haben, waren vom Staat angestellt. So wurde die Lebensqualität der Tibeter sehr, sehr degeneriert. Sie haben das ganze Jahr nur gearbeitet, ihre Produkte dem Staat übergeben, monatlich haben sie dann sehr knappe Nahrungsmittel verteilt bekommen und jährlich gab es etwas mehr, was dann Überprodukt genannt wurde. Wenn im Herbst die Drescharbeit beginnt, so gibt es ein kommunales Gelände dafür, da man privat nicht dreschen darf. Die Tibeter müssen diese Produkte versteuern als Zeichen der Liebe zum kommunistischen Staat. Wenn man das nicht tut, bekommt man viele Probleme. Durchschnittlich bekommen Erwachsene 14 kg Getreide, Kinder fünf bis sieben kg pro Monat.

Wegen der schlechten Lebensqualität haben die Tibeter alles Mögliche versuchen müssen, sich an Orte begeben, wo wilde Pflanzen wachsen, in die Berge gehen, um Kräuter zu suchen, damit die Nahrung ausgewogener wurde. Man hat manchmal sogar wegen des Hungers Hunde und Katzen töten müssen, was sonst nie in Tibet vorgekommen war. Diese schlechten Erfahrungen stören das Gleichgewicht des geistigen Zustandes. Das hinterläßt Muster im subtilen Geist, der seinen Platz im Herzen hat.

1965 ist dann die eigentliche Kulturrevolution gekommen. Währenddessen haben die Chinesen Jugendliche herangezogen, sie modern und neuzeitlich genannt, sie zu organisierten Gruppen zusammengeführt und ihnen die Aufgabe übertragen, Klöster auszurauben, wertvolle Denkmäler zu zerstören, wertvolle Statuen und Bücher zu vernichten, unter dem Vorwand, das seien rückständige Strukturen, die nicht nützlich sind für die Lebensqualität. Es gab auch viele traditionelle Gebrauchsgegenstände, die von Hand gefertigt worden waren und sehr nützlich waren;

auch sie wurden eingesammelt oder zerstört. Einerseits haben die Tibeter in der Gefangenschaft sehr leiden müssen, zum anderen auch in der Gesellschaft durch die schlechte Art der Behandlung: So sind die geistigen Störungen, Traurigkeit und Unzufriedenheit bei den Tibetern sehr angestiegen.

Die Tibeter, die zurückgeblieben sind, haben diese Erfahrungen gemacht, aber auch diejenigen, die nach 1959 nach Indien geflohen sind vor der Unterdrückung, haben einerseits wegen der Anpassung an das fremde Land viele körperliche und geistige Probleme erfahren müssen, andrerseits auch, weil sie alles zurücklassen mußten, Verwandte, Kinder und weil sie sich Sorgen machten über die zurückgelassenen, leidenden Personen.

Im Allgemeinen gilt das Land Tibet als das Land, wo der Avalokiteshvara, die Verkörperung des Erbarmens aller Buddhas, als Herrscher, als Führender ständig auftreten wird und seine Lehre der Liebe lehren wird. Aufgrund der Gedankenstruktur des Buddhismus ist es nicht so, daß die Tibeter, wie aufgrund dieser furchtbaren Leiden der Tibeter angenommen werden könnte, geistig völlig zerstört sind. Die Tibeter haben erkannt oder sich durch die Lehren des Buddha bewußt machen können, daß diese leidvollen Erfahrungen Konsequenzen sind aus den früher ausgeführten unheilsamen Handlungen. Wenn sie nicht glücklich sind und nicht die gewünschten Lebensmittel bekommen, haben sie erkannt, daß es daher kommt, daß sie früher anderen nicht genug gegeben haben.

Dr. Tenzin Choedrak – Stationen seines Lebens

Tenzin Choedrak wurde 1923 in Tibet geboren. Er schloß seine ersten Studien im Nyemo Dharma Centre ab, das etwa sieben Busstunden von Lhasa entfernt liegt. Er gehört dem Bodong-Orden, einer Unterschule der Kagyü-Tradition, an. Mit 17 Jahren nahm er das Studium der tibetischen Medizin am Lhasa Medical Institute auf, wo er zusammen mit etwa 50 anderen Studenten aus den verschiedenen Regionen und Klöstern Tibets studierte. Sie verließen Lhasa nur einmal im Jahr, um zwei bis vier Wochen lang auf dem Land Heilkräuter zu sammeln. Dr. Choedrak beendete sein Studium im Alter von 30 Jahren.

Obwohl tibetische Ärzte nicht zu lernen brauchen, wie die Heilmittel hergestellt werden, studierte Dr. Choedrak neben der Behandlung seiner Patienten acht Jahre lang Pharmakologie. Die Pulsdiagnose und Arzneimittelkunde sind die beiden schwierigsten Fächer der tibetischen Medizin, und vor allem in Pharmakologie wurden deshalb nur die besten Studenten unterrichtet.

Dreimal hat Dr. Choedrak «Kostbare Pillen» hergestellt: Zum ersten Mal 1951 in Pagri, dann 1972 in einem chinesischen Gefängnis in Po Tangmo und zuletzt 1982 in Dharamsala, dem Sitz der Exilregierung S. H. des Dalai Lama. Laut Dr. Choedrak sind die Pillen vergleichsweise leicht herzustellen, wenn man die Formeln für den Hauptbestandteil – entgiftetes Quecksilber – gemeistert hat. Außer Quecksilber enthalten die «Kostbaren Pillen» etwa sechzig Ingredienzien, darunter Gold, Silber und Edelsteine. Die Pillen dienen der Bekämpfung verschiedener Krankheiten und Vergiftungserscheinungen und sind in jüngster Zeit in großem Maßstab erfolgreich in der ehemaligen Sowjetunion verwendet worden.

Von 1953 bis 1959 war Dr. Choedrak der Leibarzt der Mutter S. H. des Dalai Lama und von 1956 bis 1959 außerdem der persönliche Leibarzt des Dalai Lama. Nach der Flucht Seiner Heiligkeit wurde Dr. Choedrak von den Chinesen gefangengenommen.

Am 22. März 1959 kapitulierte Lhasa vor den einrückenden chinesischen Truppen. Am gleichen Tage wurde Dr. Tenzin Choedrak, der sich der Aufstandsbewegung angeschlossen hatte, inhaftiert. Die Haft sollte 21 Jahre dauern.

Dr. Choedrak, als Intellektueller in die Gruppe der «reaktionären Clique» eingestuft, wurde in Handschellen und Fußeisen gelegt. Nach mehreren «Quartierswechseln» hinter Schloß und Riegel kam er in ein von den Chinesen ursprünglich für Eigenzwecke eingerichtetes Zuchthaus der «Volksbefreiungsarmee», wo die Gefangenen neben endlosen Verhören «studieren», Selbstkritik üben und ihre Vergehen bekennen sollten. Letzteres versuchte man mit «Thamzing» zu erreichen, einer Methode, bei der der Gefangene auf brutale Weise gefesselt und von seinen eigenen Zellengenossen auf Geheiß der chinesischen Wächter aufs schwerste mißhandelt und geschlagen wurde. Nach einem zweiten derartigen «Thamzing», bei dem Dr. Choedrak schwere Verletzungen erlitt und zusammenbrach, wurde seine Gruppe von 76 tibetischen Gefangenen Ende 1959 in einem offenen Lastwagen, in dem die Gefangenen stehen mußten, und per Bahn nach China in das Zuchthauslager Jiuzhen in Chinhai in der Wüste Tengger, einem Randgebiet der Wüste Gobi, transportiert. Dort standen sie stets unter strengster Bewachung; sie waren härtester Zwangsarbeit auf den steinigen Feldern sowie «Umerziehung» und weiteren endlosen Verhören ausgesetzt. Die Unterbringung in Jiuzhen war noch schlimmer als im vorherigen Zuchthaus – jetzt waren 27 Tibeter in einer Zelle auf engstem Raum zusammengepfercht –, die Verpflegung noch dürftiger, bis zu alledem noch eine allgemeine Hungersnot in China ausbrach. Die Gefangenen in Jiuzhen starben zu Hunderten an Entkräftung. Alle 300 tibetischen Mönche, die sich dort befanden, kamen um; auch Dr. Choedraks Zellenkameraden wurden hinweggerafft. Im Frühjahr 1961 waren 40 aus dieser Gruppe von 76 Tibetern gestorben. Mitte 1962 ebbte die Hungersnot ab, die Verpflegung wurde um ein geringes erhöht, obwohl die Tibeter sie immer noch mit Rattenfleisch u.ä. aufbessern mußten.

Im Herbst 1962 traf eine Abordnung aus Lhasa in Jiuzhen ein, die überlebenden 21 tibetischen Gefangenen wurden mit Lastwagen in die Heimat zurückgebracht, eine Reise, die die ausgemergelten und total entkräfteten Männer kaum überstanden. Ziel war das Drapchi-Gefängnis, einstmals Hauptquartier des Drapchi-Regiments der tibetischen Armee, jetzt von den Chinesen umfunktioniert. Auch hier waren die Lebensbedingungen der Gefangenen sehr schlecht. Die Nahrung bestand ausschließlich aus kleinen Portionen Tsampa (geröstetes Gerstenmehl) und abgekochtem Wasser. Die Gefangenen arbeiteten den ganzen Tag in einem Steinbruch bei Sera, der in der Nähe des Platzes für Himmelsbestattungen lag.

Einmal wöchentlich wurden Versammlungen abgehalten, auf denen die Gefangenen sich selbst und ihre Mitinsassen aller möglichen Verfehlungen bezichtigen mußten, selbst wenn gar nichts vorgefallen war. Wer in den Versammlungen die Themen Wahrheit und Gerechtigkeit anschnitt, galt als Konterrevolutionär.

Im Mai 1965 wurde Dr. Choedrak zwecks weiterer, noch strengerer «Umerziehung» per Jeep in das Gefängnis Sangyip verlegt. Hier jedoch war es ihm nicht nur möglich, seine geheimen Tum-mo Übungen fortzusetzen, sondern sich auch auf Mantra-Rezitation zu konzentrieren, wie es seine neuen Zellenkameraden ebenfalls taten. Unerwartete Hilfe leistete das befohlene Dauerstudium von Maos Kleinem Roten Buch, welches das Hauptthema der «Umerziehung» war und in dem man beim Mantrarezitieren «eingehend las».

1972 erhielt Dr. Choedrak, für den seit Anbeginn keinerlei Anklage vorlag, seine Verurteilung: eine Strafe von 17 Jahren, von denen er 13 bereits hinter sich hatte. Jedoch konnte er auch nach vier Jahren mit keiner echten Entlassung rechnen, im besten Falle nur mit dem Status eines sogenannten «freien Arbeiters». Nach dem Urteilsspruch wurde er nach Yidutu verlegt, der milderen Abteilung von Sangyip, wo seine «Umerziehung» als abgeschlossen betrachtet wurde und er wieder Zwangsarbeit verrichten mußte – in einem Steinbruch.

Obwohl sich die Verhältnisse nach dem Tod Mao Tse Tungs leicht besserten, hielten diese schlechten Bedingungen im wesentlichen bis 1979 an. Mitte der 70er Jahre wurde Dr. Choedrak gebeten, einige chinesische Offiziere und deren Freunde zu behandeln. Es gelang ihm, einen chinesischen Arzt namens Li zu heilen, dem bis dahin weder mit westlichen noch mit traditionellen chinesischen Heilmethoden hatte geholfen werden können. Von nun an durfte Dr. Choedrak sonntags und an manchen chinesischen Feiertagen das Gefängnis einige Stunden lang verlassen.

1976 kam Dr. Choedrak nach Utitu, in die mildeste Abteilung von Sangyip, als «freier Arbeiter», aber immer noch «Feind des Volkes». Alsbald arbeitete er als Arzt im Krankenhaus von Sangyip, sein «Fall» wurde schließlich von der chinesischen Obrigkeit eingehend geprüft und nicht nur er selbst, sondern in öffentlicher Verlautbarung der Chinesen auch der Wert der tibetischen Heilkunde – bis dahin als wertlos bezeichnet – anerkannt.

Die chinesische Regierung gestattete den Tibetern, im Lhasa Medical Institute «Kostbare Pillen» herzustellen, doch die Pillen hatten kaum Wirkungskraft. Dies lag nach Dr. Choedrak daran, daß die notwendigen Ingredienzen sehr schwer zu bekommen waren.

Zwar haben die Chinesen in jüngster Zeit Interesse daran gezeigt, die tibetische Medizin zu erhalten, doch sind der Überlieferung während der Kulturrevolution schwere Schäden zugefügt worden, als eine Anzahl wesentlicher und zudem sehr seltener Texte verbrannt wurden.

Im August/September 1979 kam auf Ersuchen S. H. des Dalai Lama eine erste Delegation aus Indien nach Tibet, zu der auch sein nächstälterer Bruder gehörte. Dieser Bruder, Lobsang Samten, bat in Lhasa die Chinesen um Freigabe Dr. Choedraks. Ein Jahr später, Ende Oktober 1980, wurde er voll rehabilitiert und durfte nach Indien ausreisen. Im November 1980 traf er in Dharamsala ein, wo er von S. H. dem Dalai Lama sofort als Erster Leibarzt und im Tibetan Medical Institute als Leiter des Krankenhauses mit der Pharmakologischen Abteilung eingesetzt wurde. Er und drei andere waren die einzigen der 76 Tibeter seiner ursprünglichen Gruppe, die diese Zuchthaus-Odyssee mit ihren unmenschlichen Qualen und Strapazen überlebt hatten.

Seit seiner Ankunft in Dharamsala hat Dr. Choedrak am Tibetan Medical Institute etwa 90 Studenten ausgebildet, von denen vier außer allgemeinen Behandlungsmethoden auch die Pulsdiagnose beherrschen und Pharmakologie studiert haben.

Anmerkungen des Herausgebers

1. Tum-mo bar-dsag ist eine tantrische Übung aus dem Höchsten Yogatantra, bei der über eine meditative Beeinflussung des feinstofflichen Systems der Winde, Kanäle und Tropfen im Nabelzentrum Wärme entfacht wird. Sie steigt zum Scheitelzentrum auf und führt dort zu bestimmten Veränderungen, die spirituell genutzt werden können.

2. Vajrapani ist der Bodhisattva, der Wille und Tatkraft verkörpert. Er wird in seiner zornvollen Erscheinungsform als Heiler und Beschützer verehrt. Sein Mantra heißt: OM VAJRAPANI HUNG.

3. Wind- und Schleimstörungen sind Kältekrankheiten, Gallestörungen führen zu Hitzekrankheiten.

4. Hohl- und Vollorgane sind Begriffe, die aus der traditionellen chinesischen Medizin übernommen worden sind. Die damit klassifizierten inneren Organe entsprechen in der chinesischen wie in der tibetischen Medizin nur sehr oberflächlich den gleichnamigen Organen der westlichen Medizin.

5. Das System des feinstofflichen Körpers wird besonders im Kalachakra Tantra beschrieben und meditativ genutzt. Es gehört nicht zur eigentlichen Medizinlehre, obschon es dieser unausgesprochen zugrunde liegt. Für den Bereich der Medizin findet sich eine ausführliche Darstellung im Buch des Herausgebers «Heilkunst vom Dach der Welt – Tibets sanfte Medizin», Verlag Herder 1993.

6. Jurmar 25 enthält als wichtigsten der 25 Bestandteile rote Koralle und ist indiziert bei Nervenstörungen, besonders im Kopfbereich, z. B. bei chronischen Kopfschmerzen.

7. Agar 20 enthält als Hauptbestandteil Wurzelholz des Schwarzen Aloe-Baumes und wird bei Nervenkrankheiten durch Windstörungen, auch bei Epilepsie und Halbseitenlähmung angewendet, sowie bei Geisteskrankheiten durch Wind, der in den Hauptkanal eingetreten ist. Es gibt noch eine Reihe anderer Rezepturen, die Agar(Aloeholz) enthalten und auch als milde Tranquilizer verwendet werden.

8. Dali 16 enthält Blätter und Blüten des Zwerg-Rhododendron (Dali). Die Medizin ist bei Wind- und Schleimstörungen indiziert, die zu Verdauungsproblemen und Wassereinlagerung im Körper führen.
Dali 18 wirkt bei Wind, der in die Nerven eingedrungen ist mit Störungen der Gesichtsnerven und/oder der Sinnesorgane, bei Gedächtnisverlust und Lähmungen u. a. Es gibt 14 verschiedene Dali-Rezepturen.

9. Samphel Norbu enthält einen Halbedelstein, der nur in Tibet vorkommen soll: Zhi. Indikationen sind Fieberkrankheiten, Lepra, Gicht, Rheuma und Lähmungen der Gesichtsnerven.
10. Gur-Khyung enthält Blüten des wilden Safran (Gur) und ist bei Nervenstörungen, Lepra, Gicht, Rheuma und Nierenkrankheiten besonders wirksam. Es gibt 42 verschiedene Rezepte mit Safran.
11. Bei Gallestörungen werden keine Brennungen durchgeführt, da es sich um Hitzekrankheiten handelt. Zufuhr von Wärme würde hier schädlich sein.
12. Hier ist das Schröpfen oder «Cupping» gemeint – siehe den Einführungsvortrag des Herausgebers.
13. Gemeint sind die «vier Tantras» oder «Gyushi» (tib.Rgyud bzhi), d. h. «Die geheime mündliche Unterweisung über die acht Zweige der Wissenschaft von der Medizin» in vier Büchern.
14. Die fünf Elemente Erde, Wasser, Feuer, Wind und Äther repräsentieren die sichtbare Welt. Konkret operiert man in der Medizin nur mit den vier Elementen Erde, Wasser, Feuer und Wind, die der Buddha als die vier Großen Elemente bezeichnet hat.
15. Nya-Tri Tsenpo war nach der Legende ein indischer Fürst, der ca. 127 v. Ch. nach einer verlorenen Schlacht über den Himalaja floh und der erste König Tibets wurde.
16. Lha Tho-Thori Nyentsen war der 27. König Tibets, nach anderen Quellen der 25. oder 28., und regierte je nach Quellenlage im zweiten oder fünften Jahrhundert n. Chr. Er soll als erster tibetischer König mit dem Buddhismus und mit der indischen Medizin in engeren Kontakt gekommen sein.
17. Song Tsen Gampo (617–649), der 32. König Tibets, führte den Buddhismus als Staatsreligion ein, ließ die tibetische Schrift entwickeln und gründete das erste tibetische Großreich. Mit ihm beginnt die schriftlich fixierte Geschichte Tibets, und während seiner Regierungszeit wurden zahlreiche Übersetzungen buddhistischer und medizinischer Literatur aus dem Sanskrit und dem Chinesischen angefertigt.
18. Tri Song Detsen (ca. 742–798), der 37. König, leitete eine zweite große Welle von Übersetzungen ein. Während seiner Regierungszeit verbreitete der große Arzt und Heilige Yuthon Yontan Gonpo (708–833), der als Reinkarnation des Medizin-Buddha verehrt wird, die Medizin in ganz Tibet.
19. Langdarma (Regierungszeit 836–842), der 42. König, versuchte die Bön-Religion wieder aufzurichten und löschte den Buddhismus in Tibet praktisch aus. Nach seiner Ermordung zerfiel das tibetische Reich.
20. Das Kloster Samye im Tsangpo-Tal, nicht weit vom heutigen Flughafen Lhasas entfernt, war auch späterhin eine Art Medizinischer Akademie.
21. Yuthok Yontan Gonpo der Jüngere (ca. 1126–1202) hat die vier Tantras, die bereits von dem älteren Yuthok kommentiert worden waren,

wahrscheinlich neu geordnet und erweitert. Der jüngere Yuthok ist eine Art Doppelgänger des älteren und wird ebenfalls als Reinkarnation des Medizin-Buddha angesehen.

22. Die 4 Tantras sind in ihrer ursprünglichen Fassung wahrscheinlich im neunten Jahrhundert von Vairocana aus dem Sanskrit übersetzt worden. Sie wurden von dem großen Tantriker Padmasambhava zusammen mit anderen religiösen Schriften 883 im Kloster Samye versteckt, weil die Zeit noch nicht reif sei, sie zu verstehen, und 1038 wiedergefunden.

23. Diese Passagen dürfen nicht wörtlich genommen werden, sondern sind offensichtlich eine sinngemäße Übersetzung unter Anpassung an unser modernes Verständnis.

24. Milarepa (1040–1123 oder 1052–1139 nach anderen Quellen) war einer der größten tibetischen Yogis und Mystiker. Mit seinen «Hunderttausend Gesängen» lebt er bis heute im tibetischen Volk weiter.

25. Tag Tsang Lotsawa Scherub Rinchen, geboren 1405, war ein bedeutender tibetischer Übersetzer. Lotsawa heißt Großer Übersetzer und ist ein Ehrentitel.

26. Büton Rinchen Drup (1290–1364) war Abt des Klosters Schalu in der Nähe von Schigatse. Er hat in eigenen Werken praktisch alle Aspekte des Buddhismus kommentiert und zwei große kanonische Sammlungen geschaffen: den Kanjur (Übersetzungen der Worte Buddhas aus dem Sanskrit) und den Tanjur (Übersetzungen der Kommentarliteratur). Er wurde als Bodhisattva verehrt.

27. Westliche Tibetologen, aber auch tibetische Ärzte wie Dhonden neigen eher zu der Annahme, daß die chinesische Pulsdiagnose zusammen mit der chinesischen Astrologie in das tibetische System übernommen und an die im Ursprung indische Säftelehre adaptiert wurde.

28. Lhasa hatte bis 1959 2 Medizinschulen: die Chakpori-Medizinschule auf dem Eisenberg, gegründet 1696, die völlig zerstört und nicht wieder aufgebaut wurde.

Dagegen ist der Mentse Khang, gegründet 1916, an anderer Stelle und mit erweiterten Funktionen wiedererstanden.

29. Der Mentse Khang heißt heute: Traditional Medicine Hospital of the Tibet Autonomous Region. Das Hospital hat 200 Betten und beschäftigt z.Zt. mehr als 150 tibetische Ärzte. Räumlich getrennt davon ist das Medizin-Kolleg mit ca. 300 Studenten.

30. Es soll heute wieder ca. 1000 traditionelle Ärzte geben. Genaue Zahlen fehlen, weil die Ärzte außerhalb der Autonomen Region nicht erfaßt werden können.

31. Das geistige Kontinuum ist der allerfeinste Bewußtseinsanteil, der zusammen mit dem lebenserhaltenden Wind, der dann auch immerwährender Lebenswind genannt wird, von Wiedergeburt zu Wiedergeburt weiter gegeben wird.

Drei Säfte	Drei Gifte
Wind	Begierde
Galle	Haß
Schleim	Verblendung

Krankheiten werden verursacht durch:

- Falsches Denken
- Falsche Diät
- Falsches Verhalten
- Ungünstiges Klima
- Seelische Störungen
- Schlechtes Karma
- Einfluß der Planeten
- Geister und Dämonen

Die Diagnose des tibetischen Arztes

Pulsdiagnose:	Rückgrat der Diagnostik
Urindiagnose:	bei unklarer Pulsdiagnose
Zungendiagnose:	unergiebig und ungenau
Ohrvenendiagnose:	bei Kindern unter 8 Jahren
Diagnose aus der Muttermilch:	bei Säuglingen
Befragung:	selten ausführlich
Körperliche Untersuchung:	nie vollständig

Krankheit wird geheilt durch:

- Religiöses Leben (Dharma)
- Richtige Diät
- Richtiges Verhalten
- Pflanzenheilmittel (interne Therapie)
- Moxabustion u. a. (externe Therapie)
- Gebete, Mantras u. a. (religiöse Therapie)

Heilende Pflanzen

Interne Therapie auf der Basis von Pflanzendrogen

- Kräuterpillen
- Abführmittel
- Brechmittel
- Schnupfmittel
- Inhalationen
- Klistiere
- Massagen
- Mineralbäder
- Räucherungen

Die externen Heilmethoden

Aderlaß	bei Hitze-Krankheiten, Augenleiden, Fieber
Akupressur	bei Kopfschmerz, Schwindel u. a.
Akupunktur (Golden needle)	bei Wind- und Schleim-Krankheiten, Epilepsie, Schlaganfall, Psychosen u. a.
Moxabustion	bei Wind- u. Schleim-Krankheiten, Augenleiden, Rückenschmerzen, psychogenen Leiden
Schröpfen	bei Rückenschmerzen u. a.

Heilung durch den Glauben

Chakren-Heilung	bei Krankheiten durch böse Geister und Dämonen, bei psychiatrischen Krankheiten
Handauflegen	bei Krankheiten durch böse Geister
Yoga, Atemübungen, Meditation	bei Schleim-Krankheiten, psychogenen Krankheiten
Gebete und Mantras	bei Wind-Krankheiten, unterstützen die Heilkraft anderer Therapien
Visualisationstechniken	bei Wind-Krankheiten, psychogenen Krankheiten, unterstützen d. Heilkraft a. Therapien